약이 되는 먹을거리

권혁세 지음

나무생각

약이 되는 먹을거리

지은이 · 권혁세
초판 1쇄 인쇄 2000년 6월 20일
초판 1쇄 발행 2000년 6월 26일

펴낸이 · 한 순
영업 · 이희섭
편집 · 김연홍
펴낸곳 · 나무생각
출판등록 · 1998년 4월 14일 제 13-529호
주소 · 서울특별시 마포구 서교동 328-13 송암빌딩 3층
전화 · (대) 334-3339, (편) 334-3308
팩스 · 334-3318
E-mail · namu3339@hitel.net
값은 뒤표지에 있습니다.
ISBN 89-88344-16-2 13510
잘못된 책은 바꾸어 드립니다.

약이 되는 먹을거리

차 례

ㄱ

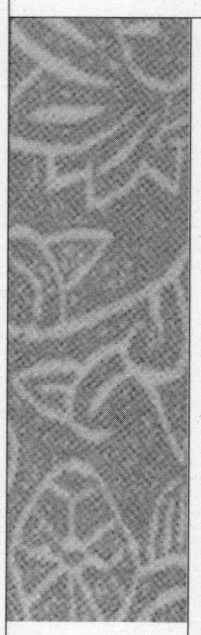

머리말

민간요법은 신이 주신 선물

우리의 주변에는 난치병과 불치병을 고쳐보겠다는 일념으로 기적적인 치료법을 찾아 돈과 시간을 쏟아 붓고도 별 효과를 보지 못하여 절망에 빠지는 경우가 많이 있다.

하루를 살더라도 건강하게 살고 싶은 것은 모든 인간의 꿈이다. 그런데 그것이 전혀 헛된 망상만은 아니라는 것이다. 조금만 주의 깊게 우리 주변을 살펴보면, 그리 어렵지 않게 건강하게 살 수 있는 방법을 찾을 수가 있다.

예부터 우리 선조들은 주변에서 자생하는 초근목피, 동물, 광물질 등이 약이 되는 것을 찾아 나름대로의 처방에 따라 먹고, 마시고, 바르고 하여 생명을 보존하는 지혜를 익혀왔다. 이것이 민간요법이요, 모든 약의 처음인 것이다.

모든 병의 약은 자기가 태어난 곳 100리 안에 있다는 말이 있다. 이 말은 우리 주위의 먹을거리들이 사실상 우리에게 약이 되고 있다는 말이다. 다만, 우리들이 그 성분에 대해 잘 모르고 과하게 먹거나, 또는 잘 먹지 않는 부조화 속에서 모든 병들은 생겨나기도 한다.

내가 처음 약초를 접하게 된 것은 열두 살 때였다. 발이 삐었을 때 아버지께서 웬 풀을 찧어 발라줬던 것이다. 그런데 신기하게도 발목은 금방 나았고, 그것이 궁금하여 이것 저것 캐묻던 호기심이 귀여웠던지 아버지는 그때부터 약초의 이름과 쓰임새를 하나 둘 가르쳐 주기 시작했다. 그후 천안의 대한성공회 이정호 신부님과 아버님께 3년에 걸쳐 우리 몸에 신비한 효험이 있다는 처방 200여 가지를 전수받았다. 그후 50년 동안 처방 약재가 되는 식물, 동물들을 찾아 직접 전국 각지를 돌아다니며 1만 가지가 넘는 민간요법을 수집하였다.

옛날부터 오늘날에 이르기까지 모든 질병을 고쳐보겠다는 신념 아래 무수한 땀과 노력 그리고 그 하나하나가 임상체험을 통해 얻어진 것이므로 어느 것 하나 버릴 수 없는 비법을 얻게 되었다.

우리의 산약초는 약 3200여 가지 정도 되는 걸 알게 됐다. 그 중 약용이나

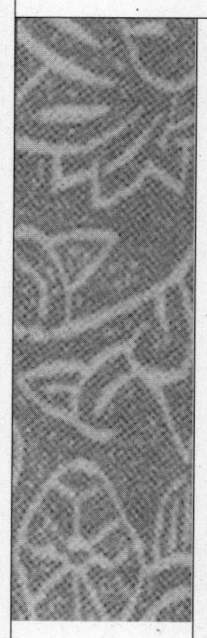

식용으로 쓸 수 있는 것이 950종 정도 되고, 그 가운데 360 여 종은 독성도 없어 누구나 마음 놓고 쉽게 쓸 수 있는 것들이다.

이 책은 그 가운데서 특히 우리 주변에서 쉽게 찾을 수 있는 것들 111가지를 추려 만들었다. 이 약이 되는 먹을거리들은 전수받고 스스로 개발한 것도 있지만, 대부분 수십 년 간 시골 마을의 촌로들에게서 채집한 것들이다. 여기에 실린 것들은 또 내가 직접 관계 서적을 찾아 효능, 성분들을 파악한 다음 내 몸을 대상으로 실험한 것들이다. 그리고 주위 사람들에게 처방을 해주고 그 결과를 확인했다.

최근 잡지에 연재를 하면서 많은 문의가 오고 또 잡지사로 전화를 걸어 증상이 말끔이 없어졌다고 좋아하는 사람들도 있어 일반인들이 가장 구하기 쉬운 우리의 먹을거리들을 정리하여 책으로 내게 되었다.

우리 것에 대한 귀중함이 살아나는 때에 이 책을 통하여 독자와 공감하고 우리 땅에서 나는 약이 되는 먹을거리를 같이 공유하게 된 것을 기쁘게 생각한다.

민간요법은 신이 주신 선물이다.

2000년 6월 권혁세
한국민간요법연구회 회장

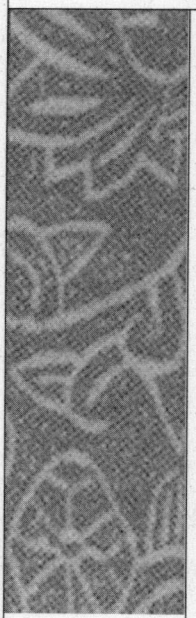

약을 복용할 때 유의할 점

1. 약은 1일 2~3회 정도 복용한다. 급성일 경우는 3~4회도 가능하다.
2. 주로 공복에 복용하는 것이 효과가 있다.
3. 급성의 경우 며칠 내에 효과를 볼 수 있지만 오랫동안 앓던 병은 약의 복용도 그만큼 길어지는 게 보통이다.
4. 민간요법의 효과는 대부분 당장 나타나지 않는다. 적당량을 복용한 후 일주일 가량 지나면 효력이 나타나는 경우가 많다.
5. 약을 장기간(일주일 이상) 복용할 때는 많은 양을 한꺼번에 달여서 변질이 되지 않도록 차고 어두운 곳에 보관해 두고 복용하면 편리하다.
6. 탕으로 달일 때는 생약 1회분의 기준량에 물을 맥주잔으로 3잔 정도 붓고 물이 반 이상 줄어들 때까지 달여 1회 복용량으로 한다. 약탕은 철재 그릇을 쓰면 안 되고, 급성은 센불에 급하게 달이고 만성은 약한 불에 오래 달인다.
7. 약을 환으로 지을 때에는 말려서 가루내어 밀가루풀이나 꿀을 넣어 반죽하여 녹두알만하게 만들어 말려 두고서 필요에 따라서 쓴다.
8. 정신적·육체적 과로, 과도한 성생활, 폭식, 분노, 신경과민, 음주, 흡연, 과격한 운동을 피한다.
9. 약을 술로 담가서 사용할 때는 대략 생약 2에 소주 8의 비율로 섞어 1개월 이상을 숙성시킨 후 복용한다. 주로 공복에 복용하되 1회의 양은 평소에 술을 잘하는 사람이 소주잔으로 1잔 정도로서 노약자 등은 반감하여 쓴다.

《동의보감》에 근거한 약의 복용 분량

1. 성인을 1이라고 할 때
2. 10세 정도 : 성인의 2분의 1
3. 6세 정도 : 성인의 3분의 1
4. 1세 정도 : 성인의 4분의 1
5. 허약자, 병약자 : 성인의 2분의 1

《동의보감》에 근거한 약의 복용 시간

1. 병이 가슴 이상일 때 : 식사한 지 1시간 후에 복용
2. 병이 가슴과 배 이하일 때 : 식사 전에 복용
3. 병이 사지에 있을 때 : 공복에 복용
4. 병이 골수에 있을 때 : 식사한 지 1시간 후에 복용

안색을 보고 알아보는 몸 안의 질환

1. 얼굴에 붉은빛이 돈다 : 심장, 뇌신경 질환(주황병 증세 등)
2. 얼굴에 흰빛이 돈다 : 호흡기 이상 질환(폐결핵 증세 등)
3. 얼굴에 노란빛이 돈다 : 소화기 이상 질환(황달 증세 등)
4. 얼굴에 푸른빛이 돈다 : 간 질환(간염, 간경화 증세 등)
5. 얼굴에 검은빛이 돈다 : 신장 질환(신장염, 장암, 흑달 등)

열매는 식단의 반찬으로

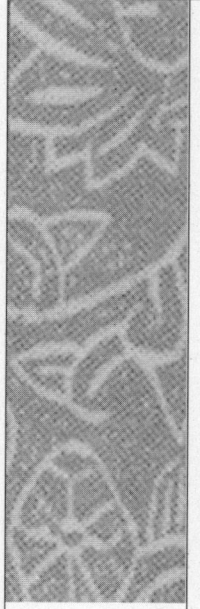

가
지

　　잎자루가 길고 어긋나며 계란 모양의 타원형 잎이 달린다. 모양은 끝이 뾰족하거나 둔하다. 전체에 별 모양의 털이 나 있다. 간혹 가시가 생기기도 한다. 가지나물에는 파리가 앉지 않는다고 한다. 열매는 주로 식단의 반찬으로, 뿌리인 가근(茄根)은 약용으로 이용된다. 약으로 쓸 때는 탕으로 하거나 환제로 하여 사용한다. 주로 순환계, 소화기 질환을 다스리며 건위에 효험이 있다.

- 각기(脚氣) : 뿌리 4~6g을 1회분 기준으로 달여서 1일 1~2회씩 공복에 2~3일 복용한다.
- 동상 : 대를 삶아서 그 물에 3~4회, 심한 경우 그 이상 환부를 담근다.
- 딸꾹질 : 뿌리 4~6g을 1회분 기준으로 달여서 2~3회 복용한다.
- 무좀 : 대를 진하게 달여서 그 물에 1회에 20분씩 3~4회 환부를 담근다.
- 사마귀 : 열매를 이빨로 베어 자른 토막으로 환부에 피가 날 정도로 문지른다.

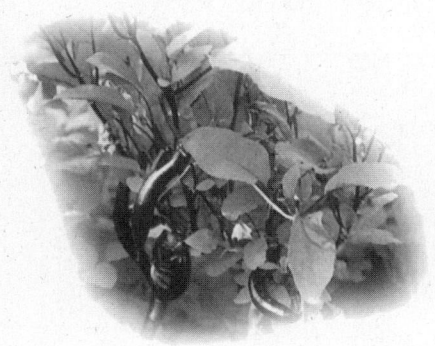

■ 설사 : 뿌리 5~6g을 1회분 기준으로 달여서 2~4회 복용한다.

■ 위경련 : 뿌리 5~6g을 1회분 기준으로 달여서 1일 2~3회씩 2~3일 복용한다.

■ 위궤양 : 뿌리 5~6g을 1회분 기준으로 달여서 1일 2~3회씩 1주일 정도 복용한다.

■ 위암 : 뿌리 5~6g을 1회분 기준으로 달여서 1일 2~3회씩 10일 이상 복용한다.

■ 치은염 : 뿌리 5~6g을 1회분 기준으로 달이거나 산제로 하여 1일 2~3회씩 4~5
일 복용한다.

■ 치통 : 뿌리 5~6g을 1회분 기준으로 달여서 4~5회 복용한다.

■ 타박상 : 뿌리 5~6g을 1회분 기준으로 달여서 5~6회 복용한다.

■ 풍치 : 뿌리 4~6g을 1회분 기준으로 달이거나 환제 또는 산제로 하여 1일 2~3회씩
1주일 이상 복용한다.

■ 하혈 : 뿌리 5~6g을 1회분 기준으로 달이거나 환제 또는 산제로 하여 1일 2~3회씩
3~4일 복용한다.

■ 해열 : 뿌리 4~6g을 1회분 기준으로 달이거나 환제 또는 산제로 하여 4~5회 복용
한다.

■ 혈변 : 뿌리 4~6g을 1회분 기준으로 달이거나 환제 또는 산제로 하여 4~5회 복용
한다.

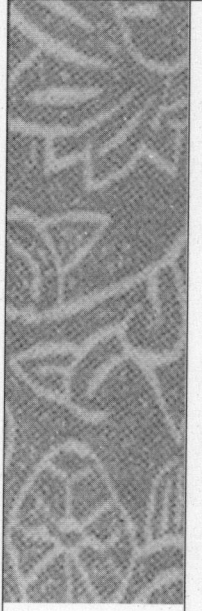

갈 대

잎은 2줄로 어긋나며 끝이 점점 뾰족해지고 가장자리가 거칠거칠하다. 꽃은 9월에 피는데 처음엔 자줏빛이다가 자 갈색으로 변하며 끝이 밑으로 처진다. 10월에 가늘고 긴 열 매가 열리며 바람을 많이 탄다. 식용, 약용, 공업용 등으로 이용된다. 어린 순을 식용한다. 갈대를 위경(葦莖), 뿌리를 노근(蘆根)이라고 한다. 약으로 쓸 때는 탕으로 하거나 생 즙을 내어 사용한다. 주로 소화기 질환을 다스리며 물고기 먹고 체한 데에 효능이 크다.

- 거담 : 뿌리 25~30g을 1회분 기준으로 달여서 1일 2~3회씩 3~4일 복용한다.
- 구토 : 뿌리 20~30g을 1회분 기준으로 달이거나 생즙을 내서 4~5회 복용한다.
- 발한(發汗) : 뿌리 20~30g을 1회분 기준으로 달여서 2~3회 복용한다.
- 식중독 : 뿌리 25~30g을 1회분 기준으로 달이거나 생즙을 내서 1일 2~3회씩 1~2일, 심한 경우에는 2~3일 복용한다.
- 위경련 : 뿌리 25~30g을 1회분 기준으로 달여서 1일 2~3회

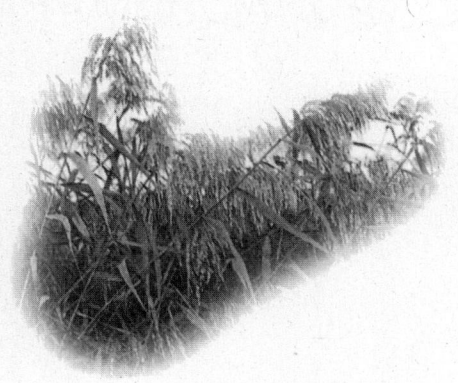

씩 2~3일 복용한다.

■ 위염 : 뿌리 25~30g을 1회분 기준으로 달여서 1일 2~3회씩 2~3일 복용한다(급성).

■ 조갈증 : 뿌리 25~30g을 1회분 기준으로 달여서 1일 2~3회씩 4~5일 복용한다.

■ 토사곽란 : 뿌리 25~30g을 1회분 기준으로 달이거나 생즙을 내서 3~4회 복용한다.

■ 폐결핵 : 뿌리 25~30g을 1회분 기준으로 달이거나 생즙을 내어 1일 2~3회씩 10일 이상 복용한다.

■ 해열 : 뿌리 20~30g을 1회분 기준으로 달이거나 생즙을 내어 4~5회 복용한다.

■ 홍역 : 뿌리 25~30g을 1회분 기준으로 달이거나 생즙을 내어 1일 2~3회씩 4~5일 복용한다.

■ 황달 : 뿌리 25~30g을 1회분 기준으로 달이거나 생즙을 내어 1일 2~3회씩 5일 이상 복용한다.

감은 생으로, 곶감과 감꼭지는 달여서

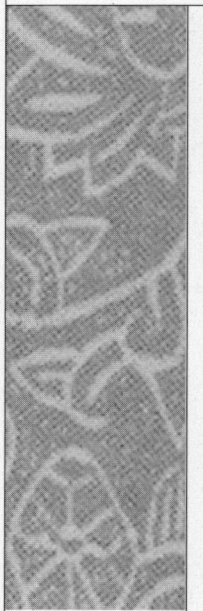

감나무

　　잎은 어긋나고 도란형(倒卵形) 또는 넓은 타원형인데 잎면은 광택이 나고 가장자리에 톱니가 없으며 끝이 뾰족하다. 꽃은 양성화 또는 단성화인데 5~6월에 잎겨드랑이에서 등황색 또는 황백색으로 핀다. 10월경에 등황색이나 황홍색으로 계란 모양의 열매가 열린다. 약으로 쓸 때는 감은 생으로, 곶감과 감꼭지, 잎은 달여서 사용한다.

- 고혈압 : 감꼭지 6개 또는 잎 5~6개를 1회분 기준으로 달여서 1일 2~3회씩 1주일 이상 복용한다.
- 구토 : 감꼭지 6개 또는 잎 5~6개를 1회분 기준으로 달여서 5회 정도 복용한다.
- 근골통 : 감꼭지 6개 또는 잎 5~6개를 1회분 기준으로 달여서 1일 2~3회씩 4~5일 복용한다.
- 뇌일혈 : 감꼭지 6개 또는 잎 5~6개를 1회분 기준으로 달여서 2~3회씩 3~4일 복용한다.
- 동상 : 잎을 삶아서 그 물에 3~4회 환부를 담근다.
- 딸꾹질 : 감꼭지 6개를 1회분 기준으로 달여서 2~3회 복용한다.
- 무좀 : 땡감 5개+마늘(땡감의 절반 분량)을 달여서 그 물에 3~4

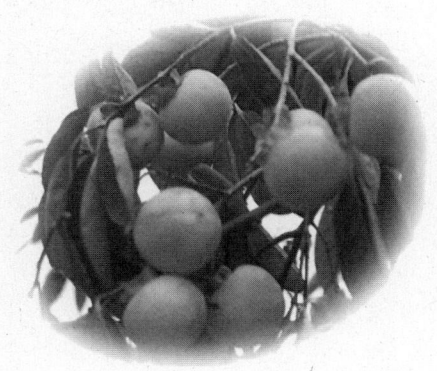

회 환부를 담근다.

■ 비만 : 감꼭지 6개를 1회분 기준으로 달여서 1일 2~3회씩 1주일 정도 복용한다.

■ 설사 : 감꼭지 6개 또는 연시 2~3개를 1회분 기준으로 달여서 2~3회 복용한다.

■ 숙취 : 곶감 2~3개 또는 감꼭지 6~7개를 1회분 기준으로 달여서 2~3회 복용한다.

■ 심장병 : 감꼭지 6개를 1회분 기준으로 달여서 1일 2~3회씩 1주일 정도 복용한다.

■ 장염 : 곶감 3개를 1회분 기준으로 달여서 1일 2~3회씩 2~3일 복용한다.

■ 중풍 : 감꼭지 6개를 1회분 기준으로 달여서 1일 2~3회씩 10일 이상 복용한다.

■ 충치 : 감꼭지를 10개 정도 태워서 그 재를 2~3회로 나누어 입에 담고 있는다.

■ 폐렴 : 감꼭지 5~6개를 1회분 기준으로 달여서 1일 2~3회씩 4~5일 복용한다.

■ 화상 : 잎을 진하게 삶아서 그 물에 4회 이상 환부를 담근다.

치료할 때는 날 것으로

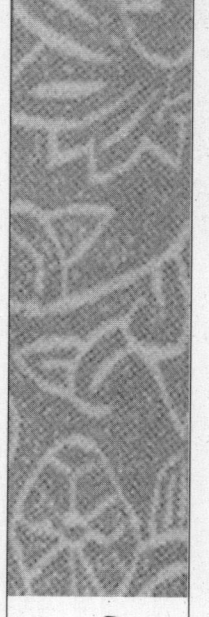

감자

　6~7월에 흰색 또는 자줏빛 꽃이 핀다. 녹말이 많아 식용, 가공용으로 널리 이용되며 약으로 쓸 때는 주로 생즙을 내어 사용한다. 외상 치료에 효험이 있으며 소화기 질환 등을 다스린다. 독성은 없으나 치료를 할 때는 날것으로 사용하고 치유되는 대로 중단한다.

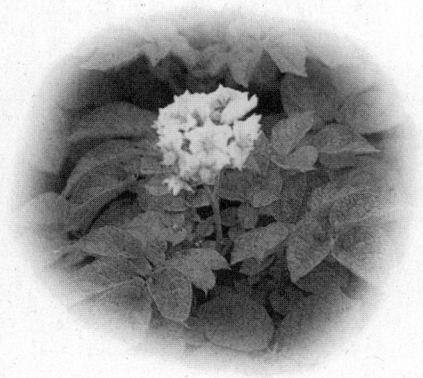

■ 변비 : 감자 생즙 15~20g 정도를 1회분 기준으로 1일 2~3회씩 4~5일 복용한다.

■ 위궤양 : 감자 생즙 15g을 1회분 기준으로 1일 2~3회씩 1주일 정도 복용한다.

■ 위염(위점막에 염증이 생긴 것으로 가슴이 꽉 막히고 먹지도 토하지도 못하며 대소변도 잘 못 보는 증상) : 감자 생즙 12~15g을 1회분 기준으로 1일 2~3회씩 2일 정도 복용한다.

■ 절과 옹(피부에 화농성 세균이 침입하여 염증을 일으키는 부스럼) : 감자 생즙 15~20g 정도를 1회분 기준으로 1일 2~3회씩 3~4일 복용하면서 그 물을 환부에 자주 발라 준다.

■ 타박상 : 감자 생즙을 환부에 자주 바른다.

■ 화상 : 생즙을 내어 그 물로 5회 이상 환부를 씻는다.

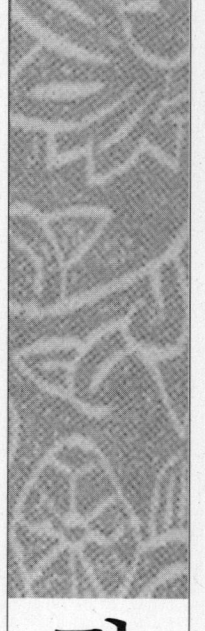

강아지풀

    잎은 어긋나는데, 가늘고 길며 끝이 점차 뾰족해지고 가장자리가 거칠다. 7~8월에 강아지 꼬리 모양으로 된 자줏빛 또는 연한 녹색의 원기둥 꽃이 핀다. 구미초(拘尾草), 낭미초(狼尾草)라고도 한다. 예전에 흉년이 들었을 때 구황식물로 씨앗을 식용하기도 했다. 약으로 쓸 때는 주로 탕으로 하여 사용한다. 신경계 질환 등을 다스린다.

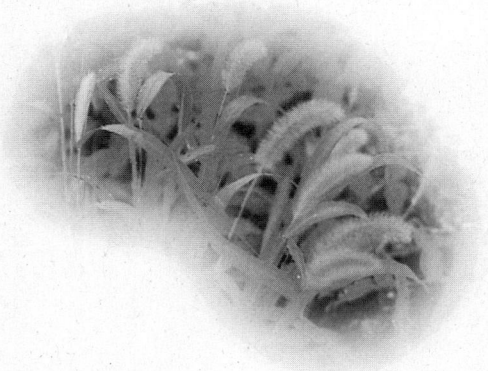

- 안질 : 온포기 12~15g을 달여서 그 물로 5~6회 환부를 닦아준다.

- 알레르기 : 온포기 10~12g을 1회분 기준으로 달여서 1일 2회씩 2~3일 복용한다.

- 해열 : 온포기 10~12g을 1회분 기준으로 달여서 5~6회 복용한다.

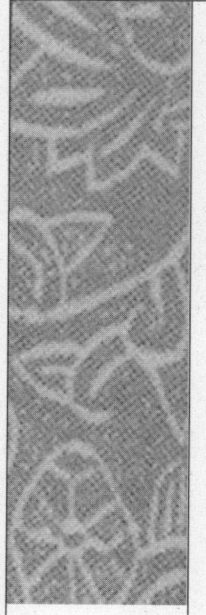

개구리밥

　　잎은 원형, 도란형 또는 타원형이고 끝이 둥글며 표면은 녹색으로 매끄럽고 광택이 난다. 뒷면은 적자색이다. 7~8월에 엷은 녹색 또는 백색으로 작은 꽃이 피는데 꽃잎은 없다. 좀처럼 꽃은 지지 않는다. 관상용, 약용, 양어장용으로 이용된다. 약으로 쓸 때는 탕으로 하거나 산제로 하여 사용한다. 주로 열증(熱症), 이비인후과 질환 등을 다스리며 해독작용에 효험이 있다.

- 당뇨 : 온포기 10~15g을 1회분 기준으로 달여서 1일 1~2회 장복한다.
- 두드러기 : 온포기 10~25g을 달여서 그 물을 1~2회 환부에 바른다.
- 발한(發汗) : 온포기 10~15g을 1회분 기준으로 달여서 2~3회 복용한다.
- 수종(水腫) : 온포기 12~15g을 1회분 기준으로 달여서 1일 2~3회씩 5일 이상 복용한다.
- 암 : 온포기 20~25g을 1회분 기준으로 달여서 1일 2~3회씩 10일 이상 복용한다.

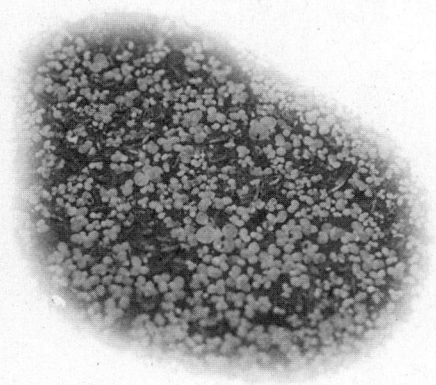

■ 열병 : 온포기 35~50g을 1회분 기준으로 달여서 1일 2회씩 5~6일 복용한다.

■ 염증 : 온포기 10~25g을 1회분 기준으로 달여서 1일 2~3회씩 1~3일 복용한다. 또는 온포기를 달여서 그 물로 1일 3~5회씩 환부를 닦아준다.

■ 조갈증 : 온포기 20~25g을 1회분 기준으로 달여서 1일 2~3회씩 4~5일 복용한다.

■ 편두통 : 온포기 12~15g을 1회분 기준으로 달이거나 산제로 하여 1일 2~3회씩 1주일 이상 복용한다.

■ 풍치 : 온포기 20~25g을 1회분 기준으로 달이거나 산제로 하여 1일 2~3회씩 1주일 정도 복용한다.

■ 허약체질 : 온포기 20~25g을 1회분 기준으로 달이거나 산제로 하여 1일 2~3회씩 1주일 이상 복용한다.

■ 화상 : 온포기를 달여서 그 물에 5회 이상 환부를 담근다.

관상용, 약용으로 쓰임

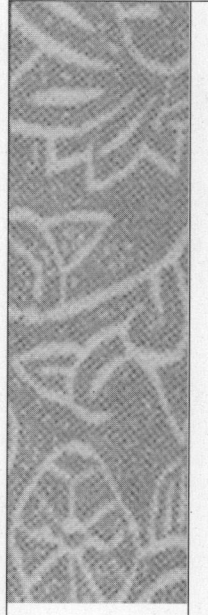

개나리

잎은 마주 나고 피침형 또는 긴 타원형이며 끝이 뾰족하고 중앙부 이상의 가장자리에 톱니가 있다. 3갈래로 깊게 갈라진 잎도 있다. 꽃은 4월에 잎보다 먼저 피는데 노란색의 꽃이 잎겨드랑이에서 밑을 향해 달린다. 가지 끝이 밑으로 처지는데 작은 가지는 녹색이지만 점차 회갈색으로 변한다. 열매 말린 것을 연교(連翹)라고 한다. 관상용, 약용으로 이용된다. 약으로 쓸 때는 탕으로 하거나 산제로 하여 사용한다. 주로 피부과 질환 등에 효험이 있으며 해독제, 강심제로 쓰인다.

■ 강심제 : 열매 4~6g을 1회분 기준으로 달여서 1일 2~3회씩 4~6일 복용한다.
■ 결핵 : 열매 4~6g을 1회분 기준으로 달여서 1일 2~3회씩 10일 이상 복용한다.
■ 버짐 : 열매 5~6g을 1회분 기준으로 달여서 1일 2~3회씩 1주일 정도 복용하면서 그 물을 환부에 바른다.
■ 신장병 : 열매 5~6g을 1회분 기준으로 달여서 1일 2~3회씩 1주일 이상 복용한다.

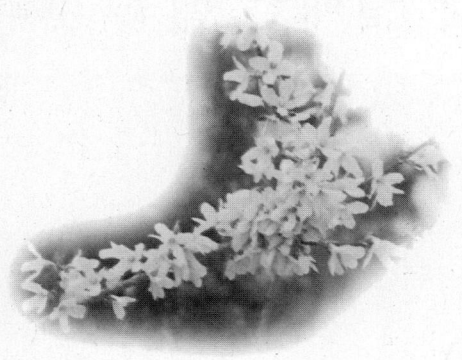

■ 월경 이상 : 열매 5~6g을 1회분 기준으로 달여서 1일 2~3회씩 4~5일 복용한다.

■ 중이염 : 열매 5~6g을 1회분 기준으로 달여서 1일 2~3회씩 4일 정도 복용한다.

■ 축농증 : 열매 5~6g을 1회분 기준으로 달이거나 산제로 하여 1일 2~3회씩 4~5일 복용한다.

■ 치질 : 열매 5~6g을 1회분 기준으로 달이거나 산제로 하여 1일 2~3회씩 1주일 이상 복용하면서 그 물로 환부를 자주 씻는다.

■ 피부병 : 열매 4~6g을 1회분 기준으로 달여서 1일 2~3회씩 3~4일 복용하면서 그 물을 환부에 자주 바른다.

■ 해열 : 열매 5~6g을 1회분 기준으로 달이거나 산제로 하여 4~5회 복용한다.

잎과 열매는 매운 맛과 향이 있어

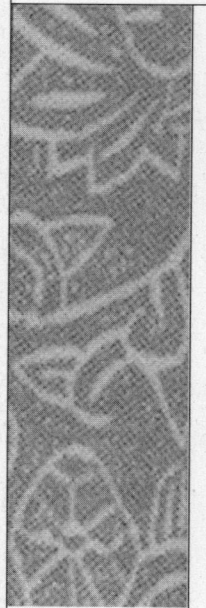

겨자

잎은 무 잎과 비슷한다. 뿌리잎은 갈라지고 톱니가 있으나 줄기잎은 거의 톱니가 없다. 쭈글쭈글하고 끝자락에 보라색을 띤다. 5월에 짧은 자루가 있는 원기둥 모양의 꼬투리가 달리는데 안에 갈색을 띤 황색 씨앗이 들어 있다. 관상용, 식용, 약용으로 이용된다. 잎과 열매는 매운 맛과 향이 있어 양념으로 널리 쓰인다. 종자를 가루로 만들어 물을 부어두면 특유의 향기와 매운맛이 생기는데 이것을 겨자라 하여 향신료로 쓴다. 예전에는 겨자씨를 물에 불리어 맷돌에 갈아 꿀이나 설탕, 소금, 식초를 넣어 더운 김을 들이면서 자꾸 저어 만들었다. 약으로 쓸 때는 탕으로 하여 복용하거나 바른다. 주로 운동계, 호흡기, 소화기 질환 등에 효험이 있다.

- 각기 : 씨 2~3g을 1회분 기준으로 달여서 1일 2~3회씩 3~4일 복용한다. 술로 담가서도 복용한다.
- 강심제 : 열매 2~3g을 1회분 기준으로 달여서 1일 2~3회씩 4~5일 복용한다.
- 거담 : 씨 2~3g을 1회분 기준으로 달여서 1일 2~3회씩 5~6

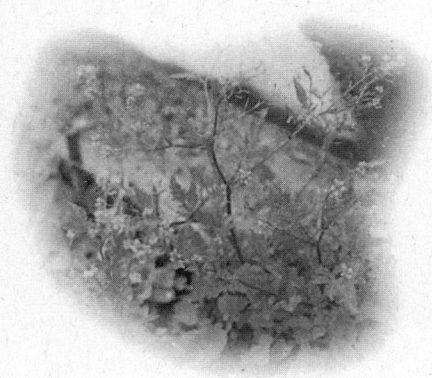

일 복용한다.

■ 구토 : 씨 2~3g을 1회분 기준으로 달여서 4~5회 복용한다.

■ 기관지염 : 씨 2~3g을 1회분 기준으로 달여서 5~6회 복용한다.

■ 뇌일혈 : 씨 2~3g을 1회분 기준으로 달이거나 산제로 하여 1일 2~3회씩 4~5일 복용한다.

■ 소화불량 : 씨 2~3g을 1회분 기준으로 달여서 1일 2~3회씩 4~5일 복용한다.

■ 신경통 : 열매 2~3g을 1회분 기준으로 달여서 1일 2~3회씩 1주일 정도 복용한다.

■ 중풍 : 열매 2~3g을 1회분 기준으로 달여서 1일 2~3회씩 1주일 이상 복용한다.

■ 타박상 : 열매 2~3g을 1회분 기준으로 달여서 5~6회 복용하면서 그 물을 환부에 바른다.

■ 폐렴 : 열매 2~3g을 1회분 기준으로 달여서 1일 2~3회씩 4~5일 복용한다.

순환계, 소화기 질환을 다스려

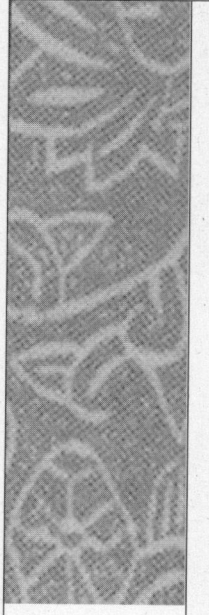

결명차

6~8월에 잎겨드랑이에서 1~2개의 꽃줄기가 나와 그 끝에 노란색의 꽃이 핀다. 8~9월에 꽃이 진 뒤에 활처럼 길쭉한 꼬투리가 황갈색 또는 녹갈색으로 익는데 그 속에 모가 진 씨앗이 일렬로 배열되어 있다. 결명차의 씨앗을 결명자라고 하며 식용, 약용으로 이용된다. 씨앗을 볶아서 차로 달여 마시면 좋다. 잎은 외상 치료에 이용된다. 약으로 쓸 때는 주로 종자를 탕으로 하여 사용한다. 주로 순환계, 소화기 질환을 다스리며 안과 질환에도 효험이 있다.

■ 각기 : 씨를 볶아서 5~6g을 1회분 기준으로 달여서 1일 2~3회씩 3~4일 복용한다.

■ 간염 : 씨 5~6g을 1회분 기준으로 달여서 1일 2~3회씩 5~6일 복용한다.

■ 고혈압 : 잎 또는 씨 5~6g을 1회분 기준으로 달여서 1일 2~3회씩 20일 이상 식후에 차처럼 복용한다.

■ 당뇨 : 잎 또는 씨 5~6g을 1회분 기준으로 달여서 1일 2~3회씩 20일 이상 복용한다.

■ 류머티즘 : 잎 5~6g을 1호분 기준으로 달여서 1일 2~3회씩

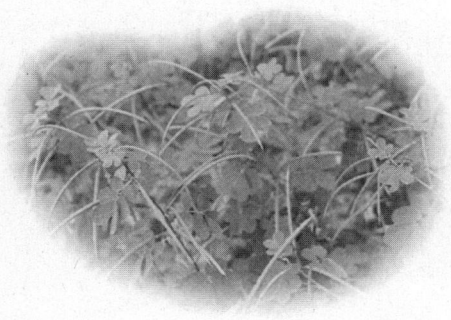

1주일 이상 복용한다.

■ 맹장염 : 잎 또는 씨 6~8g을 1회분 기준으로 달여서 1일 2~3회씩 2~3일 복용한다.

■ 변비 : 잎 6~8g을 1회분 기준으로 달여서 1일 2~3회씩 4~5일 복용한다(습관성).

■ 신경쇠약 : 잎 또는 씨 5~6g을 1회분 기준으로 달여서 1일 3~4회씩 10일 이상 차로 하여 수시로 마신다.

■ 신경통 : 잎 또는 열매 5~6g을 1회분 기준으로 달여서 1일 2~3회씩 20일 이상 복용한다.

■ 안질 : 잎 또는 씨 6g을 달여서 그 물로 4~5회 환부를 닦아준다.

■ 위장염 : 잎 또는 열매 5~6g을 1회분 기준으로 달여서 1일 2~3회씩 4~5일 복용한다.

■ 폐결핵 : 잎 또는 열매 5~6g을 1회분 기준으로 달여서 1일 2~3회씩 20일 이상 복용한다. 술로 담가서도 복용한다.

■ 황달 : 잎 또는 열매 5~6g을 1회분 기준으로 달여서 1일 2~3회씩 1주일 정도 복용한다.

지리산 피아골, 뱀사골이 유명

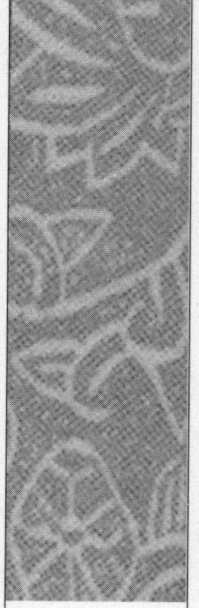

고로쇠나무

　잎은 마주나고 둥글며 5~7개로 손바닥 모양으로 갈라진다. 뒷면의 맥 위에 약간의 털이 나 있으며 끝이 날카롭다. 꽃은 4~5월에 연노란색으로 잎보다 먼저 핀다. 열매는 9~10월에 익는데 프로펠러 같은 날개가 달려 있다. 수액을 받아 1회에 100~200ml씩 4~5회 또는 그 이상 마신다. 아무리 많이 마셔도 탈이 없으며 숙취와 신경통에 좋다. 뿐만 아니라 모든 체증 특히 오래 묵은 체증을 뚫는 데 효험이 크다. 지라산의 피아골, 뱀사골 또는 백운산의 고로쇠나무 수액이 유명하다. 주로 소화기, 신경계, 성인병 질환 등을 다스린다.

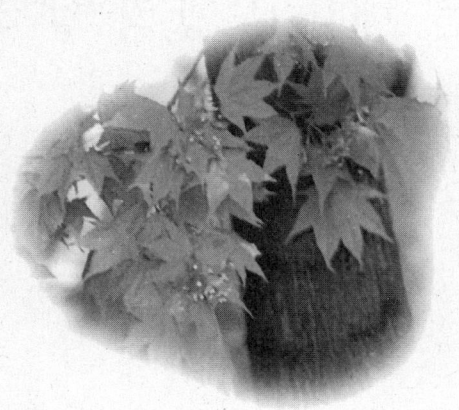

■ 설사 : 수액 150~200ml를 1회분 기준으로 4~5 복용한다.

■ 숙취 : 수액 200ml 정도를 1회분 기준으로 3~4회 복용한다.

■ 신경통 : 수액 150~200ml를 1회분 기준으로 1일 5회 이상씩 4~5일 복용한다.

■ 위장염 : 수액 150~200ml를 1회분 기준으로 1일 4~5회 이상 2~3일 복용한다.

잎은 계란 모양의 삼각형

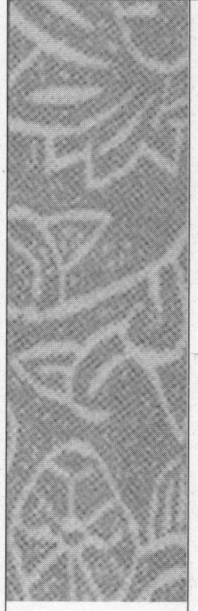

고사리

잎은 계란 모양의 삼각형으로, 3회 깃 모양으로 갈라지며 갈색의 포자 주머니들이 달린다. 끝이 짧고 뾰족하며 딱딱한 가죽질이다. 잎맥은 2개씩 2~3회 갈라진다. 뿌리줄기는 연필 대만큼 크고 딱딱한데 옆으로 뻗으며 군데군데 잎이 나온다. 어린 잎을 식용한다. 약으로 쓸 때는 주로 탕으로 하여 사용한다. 순환계, 소화기 질환 등을 다스린다. 장기간 복용할 경우 양기가 부족해지거나 다리가 약해지고 눈이 어두워지며 복부가 팽만해지므로 주의해야 한다.

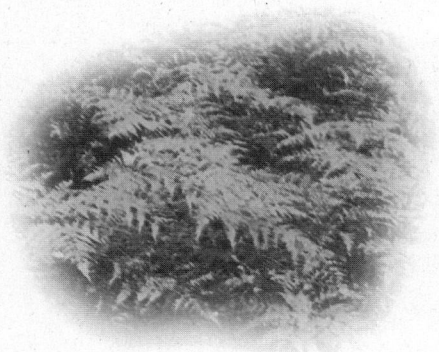

■ 고혈압 : 뿌리줄기 12~15g을 1회분 기준으로 달여서 1일 2~3회씩 1주일 정도 복용한다. 단, 장복하지 않는 것이 좋다.

■ 대하증 : 뿌리줄기 12~15g을 1회분 기준으로 달여서 1일 2~3회씩 4~5일 복용한다.

■ 치질 : 뿌리줄기 6~8g을 1회분 기준으로 달여서 1일 2~3회식 1주일 이상 복용한다.

■ 황달 : 뿌리줄기 12~15g을 1회분 기준으로 달여서 1일 2~3회씩 1주일 정도 복용한다.

열매 · 씨앗은 조미료로, 잎은 나물로

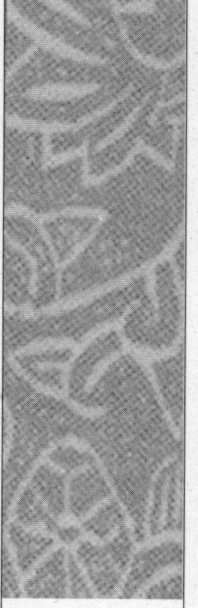

고추

잎은 어긋나는데, 가장자리가 밋밋하며 끝이 뾰족하다. 7~10월에 긴 타원형 또는 원뿔형의 고추가 녹색에서 차츰 붉게 익어간다. 그 안에 노랗고 동글납작한 씨앗이 들어 있다. 식용, 약용, 공업용으로 이용된다. 열매와 씨앗을 조미료로 쓰고 잎은 나물로 먹는다. 한국인의 식생활에 없어서는 안 될 것이 바로 이 고추인데 고추를 말려 빻아서 만든 고춧가루는 거의 모든 음식에 조미료로 쓰인다. 약으로 쓸 때는 탕으로 하여 사용한다. 주로 통증을 다스리며 흥분과 건위 등에도 효험이 있다.

- 강심제 : 말린 고추 3개+감주 1사발을 1회분 기준으로 달여서 1일 2~3회씩 2일 정도 복용한다.
- 거담 : 말린 고추 큰 것 3개+감주 1사발을 1회분 기준으로 달여서 1일 2~3회씩 3~4일 복용하고 따뜻한 곳에서 땀을 내도록 한다.
- 근육통 : 말린 고추 8~10g+감주 1사발 정도를 달여서 3~4회 복용한다.
- 냉병 : 말린 고추 8~10g을 1회분 기준으로 달여서 1일 2~3회씩 3일 정도 복용한다.

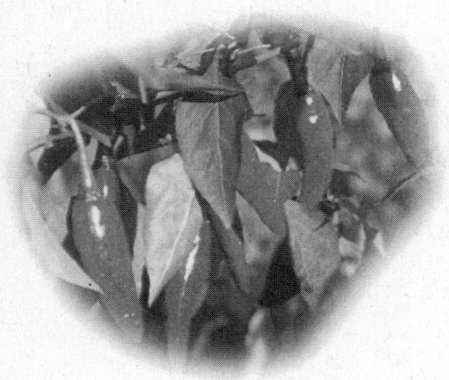

■ 노이로제 : 말린 고추 8~10g을 1회분 기준으로 식초와 함께 달여서 1일 2~3회씩 4~7일 따뜻하게 해서 복용한다.

■ 늑막염 : 말린 고추 8~10g+감주 1사발을 1회분 기준으로 달여서 1일 2~3회씩 1주일 정도 복용한다.

■ 동상 : 말린 고추를 한 움큼 삶아서 그 물에 3~4회 환부를 담근다.

■ 설사 : 말린 고추 2~3개+감주 1사발을 1회분 기준으로 달여서 2~3회 복용한다.

■ 소화불량 : 말린 고추 10g 정도+감주 1사발을 1회분 기준으로 달여서 1일 2~3회씩 1주일 정도 복용한다. 또는 식사중에 풋고추를 많이 먹는다.

■ 신경통 : 말린 고추 10g+감주 1사발을 1회분 기준으로 달여서 1일 2회씩 1주일 정도 공복에 복용한다.

■ 피부병 : 대를 달여서 그 물을 환부에 자주 바른다.

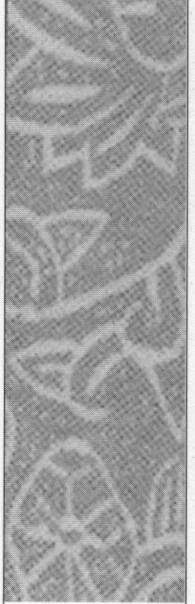

국화

잎은 어긋나는데, 깊게 갈라지고 불규칙한 톱니가 있다. 9~10월에 줄기 끝에 꽃이 피는데 흰색, 노란색, 붉은색 등으로 색깔이 다양하다. 줄기 밑부분은 목질화(木質化)하며 겨울에 땅 윗부분이 말라죽어 뿌리로만 겨울을 난다. 잎을 국화엽, 뿌리를 국화근이라 한다. 관상용, 약용, 향신료로 이용된다. 약으로 쓸 때는 탕으로 하거나 꽃으로 술을 담근다.

- 간염 : 온포기 또는 꽃 4~6g을 1회분 기준으로 달여서 1일 2~3회씩 1주일 정도 복용한다. 술로 담가서도 복용한다.
- 감기 : 온포기 또는 꽃 4~6g을 1회분 기준으로 달여서 1일 2회씩 2~3일 복용한다.
- 강장 보호 : 온포기 또는 꽃 4~5g을 1회분 기준으로 달여서 1일 2~3회씩 1주일 정도 복용한다.
- 고운 살결을 원할 때 : 온포기 또는 꽃 20~30g을 푹 삶아서 그 물로 1일 3~5회씩 4~5일 얼굴을 씻는다. 그 물로 머리를 감으면 비듬도 없어진다.
- 고혈압 : 온포기 4~6g을 1회분 기준으로 달여서 1일 1~2회씩 1주일 정도 복용한다. 단, 남자가 장복하면 양기가 준다고 전해진다.
- 기침 : 온포기 또는 꽃 4~6g을 1회분 기준으로 달여서 1일 1~2회씩 3~4일 복용한다.
- 냉병 : 온포기 또는 꽃 4~6g을 1회분 기준으로 달여서 복용한다.

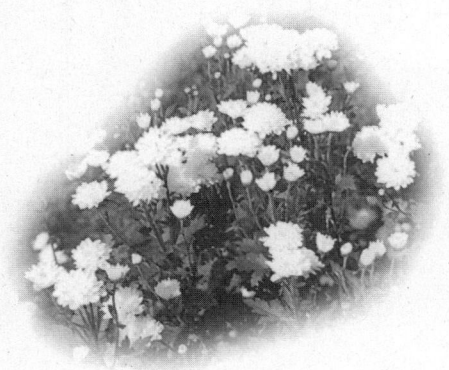

그 물로 엿을 고아 15일 이상 복용하면 부인들의 냉병에 효험이 있다.

- 동맥경화 : 온포기 4~6g을 1회분 기준으로 달여서 1일 2~3회씩 5~6일 복용한다.
- 두통 : 온포기 4~6g을 1회분 기준으로 달여서 1일 2~3회씩 2~3일 복용한다.
- 마른버짐 : 온포기를 진하게 달여서 그 물로 10회 이상 환부를 씻어낸다.
- 버짐 : 온포기 또는 꽃 30~40g 정도를 1회분 기준으로 달여서 그 물을 1일 3~5 회씩 3~4일 환부에 바른다.
- 변비 : 온포기 또는 꽃 4~6g을 1회분 기준으로 달여서 1일 2~3회씩 4~5일 복용한다.
- 식욕부진 : 꽃 또는 온포기 4~6g을 1회분 기준으로 달여서 1일 2~3회씩 복용한다. 단, 남자가 장복하면 양기가 준다고 전해진다.
- 심장병 : 온포기 또는 꽃 4~6g을 1회분 기준으로 달여서 1일 2~3회씩 5~6일 복용한다.
- 편두통 : 온포기 또는 꽃 5~6g을 1회분 기준으로 달여서 1일 2~3회씩 4~5일 복용한다. 술로 담가서도 복용한다.
- 풍 : 온포기 5~6g을 1회분 기준으로 달여서 1일 2~3회씩 1주일 정도 복용한다. 술로 담가서도 복용한다.
- 피부병 : 온포기를 달이거나 생즙을 내어 그 물을 환부에 자주 바른다.
- 해열 : 온포기나 꽃 4~6g을 1회분 기준으로 달여서 4~5회 복용한다. 술로 담가서도 복용한다. 복용중에는 측백을 금한다.
- 현기증 : 온포기 또는 꽃 4~6g을 1회분 기준으로 달여서 1일 2~3회씩 3~4일 복용한다. 술로 담가서도 복용한다.

넣으면 약효가 배가 된다

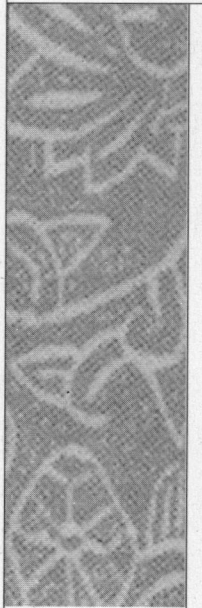

귤나무

　잎은 어긋나며 타원형 또는 긴 계란형이고 가장자리가 밋밋하거나 물결 모양의 톱니가 있으며 끝이 뾰족하다. 가죽질이며 잎겨드랑이에는 가시가 있다. 5~6월에 흰색으로 꽃이 피는데 향기가 짙다. 열매는 10월에 둥글납작하게 달린다. 덜 익은 열매의 껍질을 청피(靑皮)라 하고, 익은 열매의 껍질을 진피(陳皮)라 하는데 진피를 쌀뜨물에 담갔다가 말려서 쓴다. 방향성이 있으며 관상용, 식용, 약용으로 이용된다. 어떤 약에든지 넣으면 약효가 배가된다. 약으로 쓸 때는 주로 탕으로 한다. 호흡기 질환과 건위에 효험이 있다.

- 거담 : 열매껍질 10~12g을 1회분 기준으로 달여서 1일 2~3회씩 3~5일 복용한다.
- 구토 : 열매껍질 10~12g을 1회분 기준으로 달여서 5~6회 복용한다.
- 기미·주근깨 : 열매껍질 8~10g을 1회분 기준으로 달여서 5~6회 복용하면서 아울러 생즙을 내어 얼굴에 계속 마사지를 한다.
- 발한 : 열매껍질 10~12g을 1회분 기준으로 달여서 2~3회 복용한다.

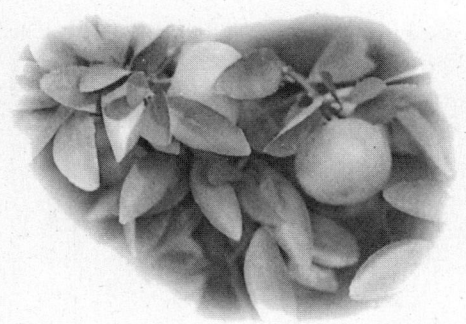

■ 백일해 : 덜 익은 열매껍질 12g+곶감 2개를 1회분 기준으로 달여서 1일 2회씩 3 ~4일 복용한다.

■ 소화불량 : 열매껍질 10~12g을 1회분 기준으로 달여서 1일 2~3회씩 1주일 정도 복용한다.

■ 식욕부진 : 열매껍질 10~12g을 1회분 기준으로 달여서 1일 2~3회씩 1주일 정도 복용한다.

■ 위궤양 : 열매껍질 10~12g을 1회분 기준으로 달여서 1일 2~3회씩 1주일 정도 복용한다.

■ 진통 : 열매껍질 10~12g을 1회분 기준으로 달여서 2~3회 복용한다.

주로 운동계 질환에

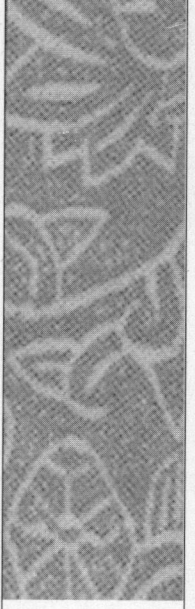

나팔꽃

　잎은 어긋나며 심장형이고 보통 세 갈래로 갈라지는데 조각은 끝이 뾰족하며 가장자리가 밋밋하고 표면에 털이 있다. 잎자루가 길다. 7~8월에 잎겨드랑이에서 꽃이 피는데 나팔처럼 생겨 1꽃대에 1~3송이씩 달린다. 품종에 따라 적색, 백색, 홍자색, 청백색 등이 있다. 아침 일찍 피었다가 낮에는 오므라든다. 8~10월에 둥근 삭과를 맺는데 3실에 각각 2개씩 6개의 씨앗이 들어 있다. 원줄기는 덩굴성이고 전체에 거친 털이 있다. 관상용, 약용으로 이용된다. 약으로 쓸 때는 탕으로 하거나 생즙, 산제, 환제로 하여 사용한다. 종자의 생즙을 쓸 때는 물에 불려 짓찧어서 생즙을 낸다. 주로 운동계의 질환과 음식 체증을 다스린다.

- 각기 : 씨 4~6g을 1회분 기준으로 1일 2~3회씩 2~3일 공복에 복용한다.
- 관절염 : 씨 4~6g을 1회분 기준으로 달여서 1일 2~3회씩 1주일 정도 복용한다.
- 동상 : 온포기 또는 씨를 삶아서 그 물에 4~5회 환부를 담근다.
- 류머티즘 : 씨 5~6g을 1회분 기준으로 달여서 1일 2~3회씩 5

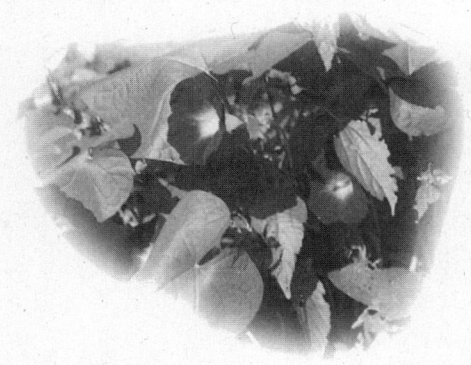

일 정도 복용한다.

■ 벌에 쏘였을 때 : 온포기 또는 씨를 삶아서 그 물로 부기가 가실 때까지 환부를 닦아준
다.

■ 변비 : 씨 4~6g을 1회분 기준으로 달여서 1일 2~3회씩 3~4일 복용한다.

■ 수종(水腫) : 씨 4~6g을 1회분 기준으로 달여서 1일 2~3회씩 5~6일 복용한다.

■ 습진 : 씨를 달여서 그 물로 5회 이상 환부를 닦아준다.

■ 요통 : 씨 4~6g을 1회분 기준으로 달여서 1일 2~3회씩 5~6일 복용한다. 작고 청
색꽃이 피는 나팔꽃씨가 효험이 있다.

채취시기는 봄 또는 가을

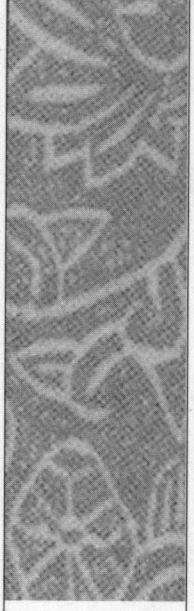

냉이

뿌리는 곧고 희며 줄기는 곧게 서고 가지가 많이 갈라진다. 전체에 털이 있고 식용, 약용으로 이용된다. 잎과 뿌리를 나물로 먹거나 국을 끓여 먹는다. 꽃이 핀 것을 뿌리째 캐서 그늘에 말려 둔다. 약으로 쓸 때는 주로 가루약으로 쓰고, 탕 또는 알약으로도 사용한다. 주로 소화기, 부인과 질환 등을 다스린다. 채취시기는 봄 또는 가을이다. 오랫동안 복용해도 몸에 이롭다.

- 간장병 : 말린 뿌리 가루 8~12g을 1회분 기준으로 1일 2~3회씩 5일 정도 따뜻한 물에 타서 복용한다.
- 간질 : 말린 뿌리 가루 10~12g을 1회분 기준으로 1일 2~3회씩 2~3일 따뜻한 물에 타서 복용한다.
- 건비위 : 말린 뿌리 가루 10~12g을 1회분 기준으로 1일 2~3회씩 5~7일 따뜻한 물로 복용한다.
- 고혈압 : 평소에 냉이를 뿌리째 넣고 국을 끓여 양껏 먹는다. 장복하면 효험이 있다.
- 구충, 설사 : 말린 뿌리를 가루내어 10~12g을 1회분 기준으로 3회 정도 복용한다.
- 급성간염 : 뿌리 8~12g을 1회분 기준으로 말려 가루내어 1일 2~3회씩 1주일 정도 따뜻한 물에 타서 복용한다.

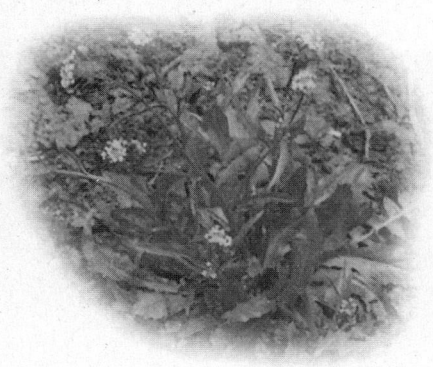

■ 당뇨 : 말린 뿌리 10~12g을 1회분 기준으로 가루내어 1일 2~3회씩 10일 이상 복용한다.

■ 두통 : 말린 뿌리 가루 10~12g을 1회분 기준으로 1일 2~3회씩 4~5일 복용한다.

■ 심장병 : 말린 뿌리 가루 10~12g을 1회분 기준으로 달여서 1일 2~3회씩 4~5일 복용한다.

■ 안질 : 온포기를 삶아서 그 물로 6회 이상 환부를 닦아준다.

■ 위경련 : 뿌리 8~12g을 1회분 기준으로 달이거나 환제 또는 산제로 하여 1일 2~3회씩 1~3일 복용한다.

■ 위장염 : 말린 뿌리 가루 10~12g을 1회분 기준으로 1일 2~3회씩 4~5일 물에 타서 복용한다.

■ 자궁출혈 : 말린 뿌리 가루 10~12g을 1회분 기준으로 달여서 1일 2~3회씩 3~4일 물로 복용한다.

■ 중풍 : 말린 뿌리 가루 10~12g을 1회분 기준으로 1일 2~3회씩 10일 이상 복용한다.

■ 천식 : 말린 뿌리 가루 10~12g을 1회분 기준으로 1일 2~3회씩 1주일 정도 복용한다.

■ 치통 : 뿌리 12~15g을 1회분 기준으로 달여서 5~6회 복용한다.

■ 폐결핵 : 말린 뿌리 가루 10~12g을 1회분 기준으로 환제로 하여 1일 2~3회씩 10일 정도 복용한다.

■ 폐렴 : 말린 뿌리 가루 10~12g을 1회분 기준으로 1일 2~3회씩 4~5일 복용한다.

■ 해열 : 뿌리 10~12g을 1회분 기준으로 달이거나 환제 또는 산제로 하여 4~5회 복용한다.

잎 겨드랑이에서 노란색 꽃이

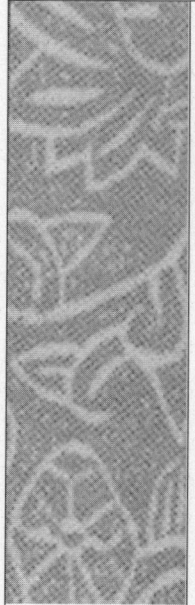

녹두

　잎은 어긋나며 긴 잎자루 끝에 3개의 작은 잎이 달리는데 옆의 작은 잎은 짧은 잎자루가 있고 꼭대기의 작은 잎은 계란 모양의 원형으로 거의 갈라지지 않는다. 8월에 잎겨드랑이에서 노란색으로 꽃이 핀다. 9월에 달리는 꼬투리는 팥보다 가늘고 긴데 처음에는 녹색이다가 갈수록 검어진다. 한 꼬투리에 10～15개의 녹색 씨앗이 들어 있다. 식용, 약용으로 이용된다. 향미가 좋아 청포, 빈대떡, 숙주나물, 녹두죽 등을 해먹는다. 약으로 쓸 때는 탕으로 하거나 생즙을 내서 사용한다. 주로 비뇨기, 소화기 질환 등을 다스린다.

- 각기 : 녹두 20～30g을 1회분 기준으로 달여서 1일 2회 아침 저녁 공복에 2～3일 복용한다.
- 당뇨 : 녹두 15～20g을 1회분 기준으로 곱게 갈아 1일 2～3회씩 복용하거나 생즙을 내서 10일 이상 복용한다.
- 산후 복통 : 녹두 15～20g을 1회분 기준으로 생즙을 내서 5～6회 복용한다.
- 설사 : 녹두 생즙 20～25g을 2～3회 복용한다.
- 심장병 : 녹두 10～12g을 1회분 기준으로 생즙을 내어 1일 2～3

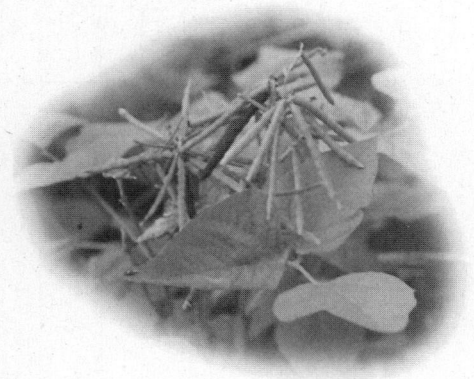

회씩 1주일 이상 복용한다. 복용중에 지황을 금한다.

■ 여드름 : 녹두가루+계란 흰자를 곱게 섞어서 5～6회 얼굴에 바른다.

■ 치은염 : 녹두 20g 정도를 1회분 기준으로 달이거나 산제로 하여 1일 2～3회씩 3～
4일 복용한다. 복용중에 지황을 금한다.

■ 해열 : 녹두15～20g을 1회분 기준으로 달이거나 생즙을 내어 4～5회 복용한다.

숫사슴의 새로 돋은 연한 뿔

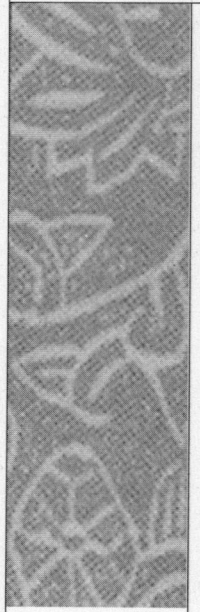

녹용

　숫사슴의 새로 돋은 연한 뿔을 녹용이라 한다. 모양은 갓 나온 송이 같고 부드러우며 연약하다. 속에 피가 많이 들어 있으며 표면에 부드러운 털이 많고 자라면 가지가 생긴다. 자라면서 점점 단단해지고 피도 적어지며 털도 뻣뻣해진다. 털이 빠지고 피가 완전히 없어지면 뿔도 떨어진다. 녹용의 품질은 뿔이 떨어진 다음에 처음 나오는 부드러운 것을 으뜸으로 치는데 해면체의 조직이 치밀하고 핏빛이 선홍색이면서 선명한 것이 좋다. 청명(양력 4월 5일경) 후 50일 이내에 1차, 7월 하순경에 2차에 걸쳐 톱으로 잘라낸다. 잔털은 촛불이나 불로 태워 없애고 주정에 담가 부드럽게 만든 후 얇게 썰어 말려 사용한다. 약으로 쓸 때는 주로 탕으로 하여 사용한다.

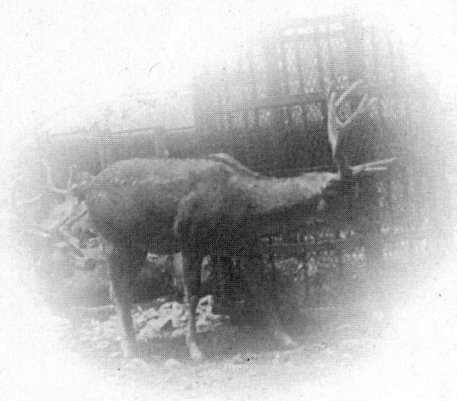

■ 야뇨 : 녹용 3~4g을 1회분 기준으로 달여서 3~4회 복용한다.

■ 요통 : 녹용 3~4g을 1회분 기준으로 달여서 1일 2회씩 4~5일 복용한다. 술로 담가서도 복용한다.

■ 자궁내막염 : 녹용 1.5~4g을 1회분 기준으로 1일 2~3회씩 5~7일 따뜻한 물로 복용한다.

■ 저혈압 : 녹용 3~4g을 1회분 기준으로 달여서 1일 2회씩 4~5일 동안 복용한다. 술로 담가서도 복용한다.

■ 허약 체질 : 녹용 3~4g을 1회분 기준으로 달여서 1일 2회씩 3~4일 복용한다. 술로 담가서도 복용한다.

석양에 노랗게 피었다가

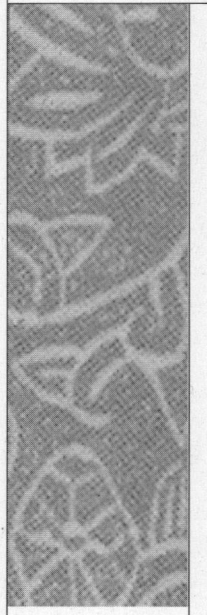

달맞이꽃

　뿌리잎은 방석처럼 사방으로 퍼지고 줄기잎은 어긋나며 끝이 뾰족하고 가장자리에 불규칙하게 째진 톱니가 있다. 7~8월에 큼직한 꽃이 잎겨드랑이에 하나씩 달리는데 석양에 노랗게 피었다가 이튿날 아침 햇빛이 난 후에는 약간 붉은 빛이 들며 시든다. 9~10월에 원기둥형의 열매가 익으면 4갈래로 갈라져 잘디잔 씨앗을 방출하는데 씨앗은 젖으면 점액이 생긴다. 일명 야래향(夜來香)이라고도 한다. 약으로 쓸 때는 주로 탕으로 하여 사용한다. 주로 호흡기, 비뇨기, 신진대사 질환 등을 다스린다.

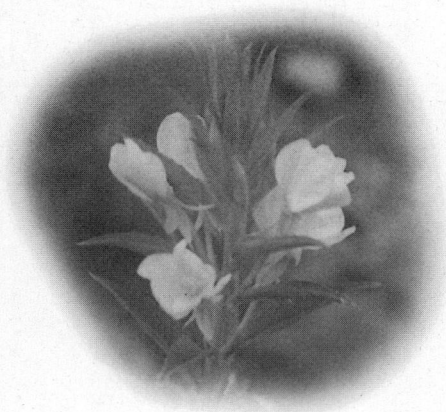

■ 감기 : 꽃, 씨 또는 뿌리 4~6g을 1회분 기준으로 달여서 1일 2~3회씩 2~3일 복용한다.

■ 고혈압 : 씨 4~6g을 1회분 기준으로 달여서 1일 2~3회씩 1주일 정도 복용한다.

■ 기관지염 : 꽃 또는 뿌리 4~6g을 1회분 기준으로 달여서 5~6회 복용한다.

■ 비만 : 씨 또는 뿌리 5~6g을 1회분 기준으로 달여서 1일 2~3회씩 1주일 이상 복용한다.

■ 신장병 : 꽃이나 씨 또는 뿌리 5~6g을 1회분 기준으로 달여서 1일 2~3회씩 1주일 이상 복용한다.

■ 해열 : 꽃 또는 뿌리 4~6g을 1회분 기준으로 달여서 4~5회 복용한다.

자웅동체로 알을 낳아 번식

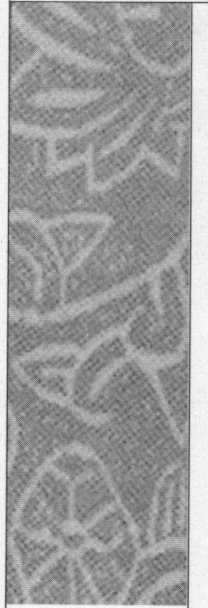

달팽이

우렁이와 비슷한데 나선형의 껍질이 약간 납작하고 그다지 두껍지 않으며 뚜껑은 없다. 몸빛은 흑갈색 바탕에 황색 무늬가 있으며 머리에는 전후좌우로 신축이 가능한 2쌍의 더듬이가 있고 그 긴 쪽 끝에 시력은 없으나 명암을 판별하는 눈이 있다. 몸은 유연하여 껍데기 안에 들어가 있으나 길게 나와 기어다닌다. 살에서 점액을 분비하며 이동하므로 자국이 난다. 자웅동체로 알을 낳아 번식한다. 6~8월에 습기가 많은 때나 밤에 나무나 풀 위에 기어올라가 이끼, 어린 잎 등을 뜯어먹으며 겨울잠을 잔다. 달팽이는 끓는 물에 삶아서 건져 햇볕에 건조시키는데 이때 살은 말라서 거의 없어지고 껍데기만 남는다. 이것을 볶아서 산제로 하여 사용한다. 주로 비뇨기, 피부과 질환 등을 다스린다.

- 광견병 : 야생 달팽이 20~30g을 1회분 기준으로 달여서 1일 1~2회씩 1주일 정도 복용한다.
- 기관지염 : 야생 달팽이 25~30g을 1회분 기준으로 달여서 5~6회 복용한다.
- 동상 : 10마리 이상을 삶아서 그 물에 환부를 오랫동안 담근다.

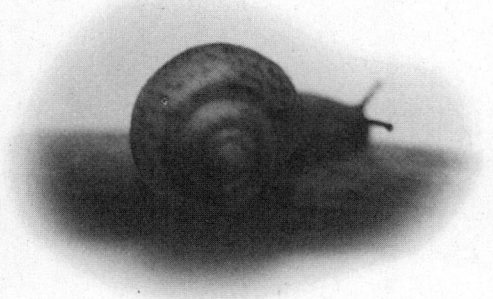

■ 수종(水腫) : 달팽이 25~30g을 1회분 기준으로 달여서 1일 2~3회씩 1주일 정도 복용한다.

■ 신장 결석 : 달팽이 25~30g을 1회분 기준으로 달여서 1일 2회씩 5일 이상 복용한다. 또는 구워 말린 가루 15g을 1회분 기준으로 장복한다.

■ 심장판막증 : 달팽이 25~30g을 1회분 기준으로 말려 가루내어 1일 2~3회씩 5~6일 공복에 복용한다.

■ 치질 : 2마리 정도를 1회분 기준으로 껍질을 완전히 벗겨서 빠져나오지 않게 환부에 잘 밀어넣는다. 3~4회 하면 특별한 효험이 있다.

■ 해열 : 달팽이 25~30g을 1회분 기준으로 달여서 4~5회 복용한다.

잎을 차로 마신다

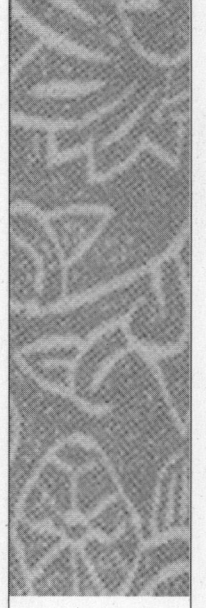

담 쟁 이 덩 굴

잎은 어긋나며 둥글고 큰 잎이 3개로 갈라지는데 작은 잎은 넓은 계란형이다. 끝이 뾰족하고 가장자리에 불규칙한 톱니가 있으며 표면이 매끈하다. 잎자루는 길다. 6~7월에 황록색 또는 엷은 녹색으로 꽃이 핀다. 10월에 둥근 열매가 짙은 자줏빛 또는 검정빛으로 익는데 흰 가루로 덮여 있다. 연중 채취가 가능하나 6~7월에 채취하는 것이 효과가 있다. 관상용, 약용으로 이용된다. 잎을 차로 하여 마신다. 약으로 쓸 때는 탕으로 하거나 술을 담근다.

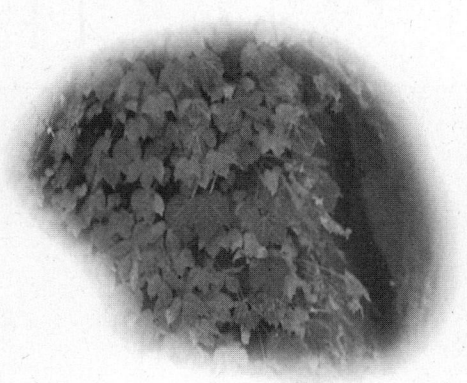

■ 산후 복통 : 줄기 6~8g을 1회분 기준으로 달여서 5~6회 복용한다.

■ 어혈 : 줄기 생즙을 내어 10회 이상 환부에 발라준다.

■ 출혈 : 온포기 6~8g을 1회분 기준으로 달여서 1일 2~3회씩 4~5일 복용한다. 술
로 담가서도 복용한다.

■ 치통 : 온포기 6~8g을 1회분 기준으로 달여서 4~5회 복용한다.

■ 편두통 : 온포기 6~8g을 1회분 기준으로 달여서 1일 2~3회씩 1주일 이상 복용한
다. 술로 담가서도 복용한다.

■ 허약 체질 : 온포기 6~8g을 1회분 기준으로 달여서 1일 2~3회씩 1주일 이상 복용
한다.

맛이 달콤하고 향기가 많아

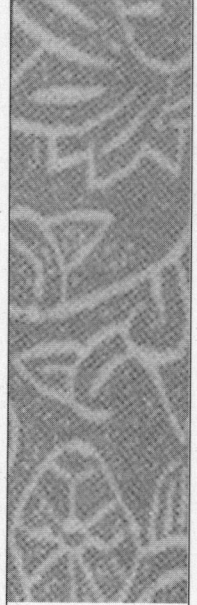

당근

　잎은 여러 갈래로 갈라지며 거친 털이 있고 뿌리잎은 잎
자루가 길다. 꽃은 7~8월에 흰 색으로 핀다. 열매는 9월에
긴 타원형으로 열리는데 가시 같은 털이 달려 있다. 당근은
줄기가 곧게 자라는데 열매가 익으면 뿌리와 잎이 말라버
린다. 뿌리는 긴 원뿔형으로 적황색, 적색, 홍색을 띠며 맛
이 달콤하고 향기가 많아 식용, 약용으로 널리 이용된다.
약으로 쓸 때는 생즙을 내서 쓰거나 생식한다. 주로 건강
생활을 위해 많이 쓰인다.

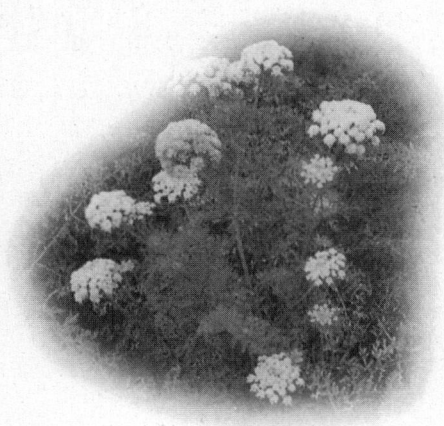

■ 간장병 : 당근 20~30g을 1회분 기준으로 1일 2~3회씩 1주일 정도 생식한다.

■ 강정제 : 당근 25~30g+달걀 1개+산마 10g을 1회분 기준으로 믹서에 갈아서 매일 아침 공복에 1개월 이상 복용한다.

■ 과민성 대장염 : 당근 25~30g을 1회분 기준으로 생즙을 내서 1일 2~3회씩 10일 이상 복용하거나 생식한다.

■ 변비 : 당근 25~30g을 1회분 기준으로 생즙을 내서 1일 2~3회씩 10일 이상 복용한다. 또는 생식한다.

■ 야맹증 : 당근 25~30g을 1회분 기준으로 생즙을 내거나 생식으로 1일 2~3회씩 20일 정도 복용한다.

■ 폐결핵 : 당근 25~30g을 1회분 기준으로 1일 2~3회씩 1개월 정도 공복에 생식한다.

■ 피로 회복 : 당근 25~30g을 1회분 기준으로 1일 2~3회씩 15일 이상 생식한다.

계란형으로 속에 단단한 씨앗이

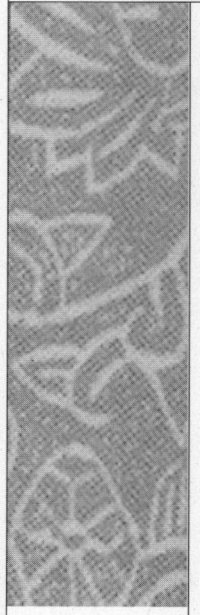

대추나무

잎은 어긋나며 긴 타원형 또는 계란 모양이다. 3개의 잎맥이 뚜렷하며 가장자리에 잔 톱니가 있다. 5~6월에 잎겨드랑이에서 꽃 2~3개가 모여 나와 연한 황색 또는 황록색으로 핀다. 육질의 핵과가 9~10월에 익는데 완전히 익으면 짙은 적갈색이 된다. 타원형 또는 계란형으로 속에 단단한 씨앗이 들어 있다. 과육은 닷이 달다. 줄기는 가늘고 길며 가시가 있고 마디 위에 작은 가시가 다발로 난다. 다른 나무에 비해 제일 늦게 싹이 트지만 열매는 제일 먼저 먹는다. 식용, 약용으로 이용된다. 약으로 쓸 때는 탕으로 하거나 산제, 환제, 고제로 하여 쓰며 술을 담가서도 사용한다.

■ 감기 : 말린 열매 15~20g을 1회분 기준으로 생강을 조금 넣고 달여서 1일 2~3회씩 2~3일 따뜻하게 데워서 복용한다.

■ 강장 보호 : 말린 열매 8~10g을 1회분 기준으로 반말 정도를 푹 달여서 냉장고에 넣어두고 차 마시듯 수시로 따뜻하게 데워 마시면 아주 효험이 있다.

■ 과민성 대장염 : 말린 열매 15~20g을 1회분 기준으로 달여서 1일 2~3회씩 20일 이상 복용한다. 술로 담가서도 복용한다. 복용 중에 파, 물고기를 금한다.

■ 기관지염 : 말린 열매 20g+생강 4g을 1회분 기준으로 달여서

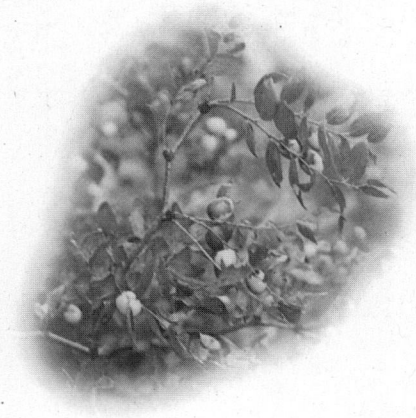

5~6회 복용한다.

- 냉병 : 말린 열매 15~20g을 1회분 기준으로 달여서 1일 2~3회씩 15일 이상 장복한다.

- 담석증 : 말린 열매 15~20g을 1회분 기준으로 달여서 1일 2~3회씩 10일 정도 복용한다.

- 불면증 : 말린 열매를 진하게 달여 1일 2~3회씩 4~5일 복용한다. 술로 담가서도 복용한다.

- 불임증 : 말린 열매 1말 정도를 적당량씩 나누어 달여서 1일 3~4회씩 20일 이상 공복에 복용한다.

- 비만 : 대추 3되+늙은 호박 3개+생강 1.5kg을 함께 삶아 그 물을 수시로 복용한다.

- 비염 : 말린 열매를 달여서 1일 3~5회씩 1주일 정도 복용한다.

- 산후 건강 회복 : 말린 열매 1말 정도를 달여서 맥주잔으로 1잔을 1회분 기준으로 매일 3~4회씩 차 마시듯 15일 이상 복용한다.

- 소화불량 : 말린 열매 15~20g을 1회분 기준으로 달여서 1일 3~5회씩 20일 이상 복용한다.

- 신경 쇠약 : 말린 열매 15~20g을 1회분 기준으로 달여서 1일 2~3회씩 10일 이상 복용한다. 복용중에 파, 물고기를 금한다.

- 축농증 : 말린 열매 15~20g을 1회분 기준으로 달여 1일 2~3회씩 1주일 정도 복용한다. 술로 담가서도 복용한다. 복용중에 파, 물고기를 금한다.

- 티눈 : 말린 열매 15~20g을 1회분 기준으로 달여서 1일 2~3회씩 10일 이상 복용한다.

- 허약 체질 : 말린 열매 15~20g을 1회분 기준으로 달여서 1일 2~3회씩 1개월 정도 복용한다. 술로 담가서도 복용한다.

어린 잎은 나물로 뿌리는 생식

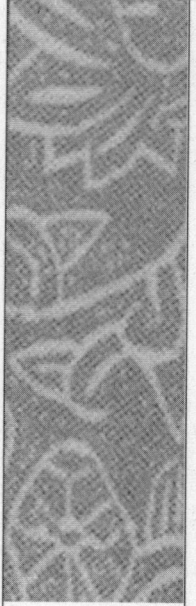

더덕

잎은 어긋나는데 짧은 가지 끝에서는 4개의 잎이 가까이 마주나므로 모여 달린 것 같다. 양끝이 좁고 톱니가 없다. 표면은 녹색, 뒷면은 분백색이다. 8~9월에 짧은 가지 끝에서 종 모양으로 밑을 향해 자주색으로 꽃이 피는데 연한 녹색 바탕에 자갈색의 반점과 테가 있다. 덩굴은 대개 털이 없고 뿌리는 도라지처럼 굵다. 줄기와 뿌리를 자르면 하얀 유즙이 나온다. 관상용, 식용, 약용으로 이용된다. 어린 잎을 나물로 먹고 뿌리는 생식하거나 구워 먹는다. 약으로 쓸 때는 탕으로 하거나 환제, 산제로 하며 술을 담그기도 한다.

- 강장 보호 : 꽃 4~5g 또는 뿌리 8~10g을 1회분 기준으로 달여서 1일 2~3회씩 10일 이상 복용한다.
- 거담 : 꽃 4~5g 또는 뿌리 8~10g을 1회분 기준으로 달여서 1일 2~3회씩 4~5일 복용한다. 술로 담가서도 복용한다.
- 건비위 : 뿌리 8~10g 또는 꽃 4~5g을 1회분 기준으로 달여서 1일 2~3회씩 10일 이상 복용한다. 술로 담가서도 복용한다.
- 고혈압 : 꽃 4~5g 또는 뿌리 8~10g을 1회분 기준으로 달여서 1일 2~3회씩 10일 이상 공복에 복용한다.

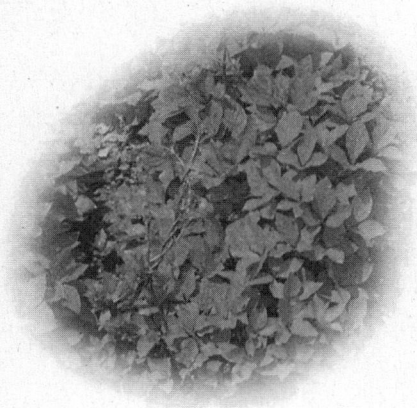

■ 고환염 : 꽃 4~5g 또는 뿌리 8~10g을 1회분 기준으로 달여서 1일 2~3회씩 1주일 정도 복용한다. 술로 담가서도 복용한다.

■ 두드러기 : 뿌리 8~10g을 1회분 기준으로 달여서 3~4회 복용하거나 그 물을 환부에 바른다.

■ 두통 : 꽃 4~5g 또는 뿌리 8~10g을 1회분 기준으로 달여서 1일 2~3회씩 4~5일 복용한다.

■ 변비 : 꽃 4~6g 또는 뿌리 10~15g을 1회분 기준으로 달여서 1일 2~3회씩 1주일 정도 복용한다.

■ 비만 : 뿌리 4~6g을 1회분 기준으로 달여서 1일 3~5회씩 1주일 정도 복용한다.

■ 심장병 : 꽃 5~6g 또는 뿌리 8~10g을 1회분 기준으로 달여서 1일 2~3회씩 10일 이상 복용한다.

■ 천식 : 꽃 4~5g 또는 뿌리 8~10g을 1회분 기준으로 달여서 1일 2~3회씩 1주일 정도 복용한다.

■ 편도선염 : 꽃 4~5g 또는 뿌리 8~10g을 1회분 기준으로 1일 2~3회씩 4~5일, 꽃은 달여서 복용하고 뿌리를 생식한다.

■ 풍 : 꽃 5~6g 또는 뿌리 10~12g을 1회분 기준으로 달이거나 환제 또는 산제로 하여 1일 2~3회씩 1주일 이상 복용한다. 술로 담가서도 복용한다.

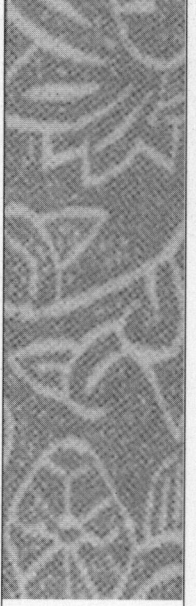

백도라지 뿌리와 꽃을

도라지

잎은 어긋나거나 마주나며 긴 계란형인데 양끝이 좁고 가장자리에 톱니가 있으며 끝이 뾰족하다. 표면은 녹색이나 뒷면은 회청색이고 잎자루는 거의 없다. 7~8월에 흰색 또는 하늘색으로 꽃이 피는데 줄기 끝이나 가지 끝에 1개 또는 여러 개가 위를 향해 달린다. 뿌리는 굵고 원기둥형이며 줄기는 하나로 나거나 몇 줄기가 나오고 원줄기를 자르면 하얀 유즙이 나온다. 관상용, 식용, 약용으로 이용된다. 뿌리와 어린 잎을 식용한다. 약으로 쓸 때는 주로 흰꽃이 피는 백도라지의 뿌리와 꽃을 탕으로 하거나 환제, 산제로 하여 사용한다.

- 거담 : 뿌리 8~10g을 1회분 기준으로 달여서 1일 2~3회씩 4~5일 복용한다. 복용중에 산수유를 금한다.
- 기관지염 : 백도라지 꽃 또는 뿌리 8~10g을 1회분 기준으로 달여서 5~6회 복용한다.
- 늑막염 : 백도라지 꽃 또는 뿌리 8~10g을 1회분 기준으로 달여서 1일 2~3회씩 1주일 이상 복용한다. 복용중에 산수유를 금한다.
- 대하증 : 백도라지 뿌리 8~10g을 1회분 기준으로 달이거나 산제

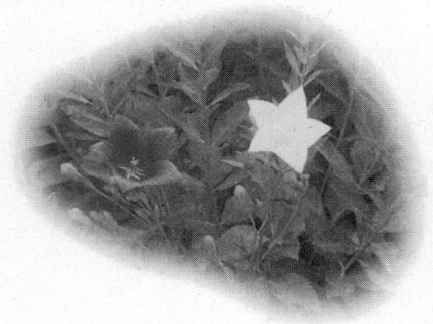

로 하여 1일 2~3회씩 4~5일 복용한다. 복용중에 산수유를 금한다.

■ 딸꾹질 : 백도라지 뿌리 8~10g을 1회분 기준으로 달여서 2~3회 복용한다. 복용중
에 산수유를 금한다.

■ 비염 : 백도라지 뿌리 8~10g을 1회분 기준으로 달여서 1일 2~3회씩 4~5일 복용
한다.

■ 요실금 : 백도라지 꽃이나 뿌리 8~10g을 1회분 기준으로 달여서 1일 2~3회씩 1주
일 정도 복용한다. 복용중에 산수유를 금한다.

■ 천식 : 백도라지 뿌리 8~10g을 1회분 기준으로 달이거나 환제 또는 산제로 하여 1일
2~3회씩 1주일 정도 복용한다. 복용중에 산수유를 금한다.

■ 편도선염 : 백도라지 꽃 또는 뿌리 8~10g을 1회분 기준으로 달이거나 환제 또는 산
제로 하여 1일 2~3회씩 3~4일 복용한다. 술로 담가서도 복용한다. 복용중에 산수유
를 금한다.

■ 폐결핵 : 백도라지 꽃 또는 뿌리 8~10g을 1회분 기준으로 달이거나 환제 또는 산제
로 하여 1일 2~3회씩 10일 이상 복용한다. 술로 담가서도 복용한다. 복용중에 산수유
를 금한다.

김치를 담그거나 나물로

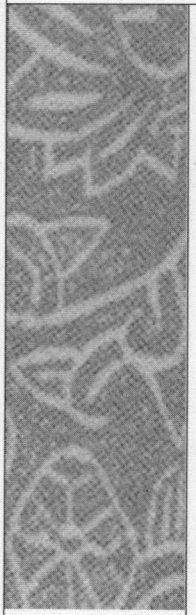

돌나물

잎은 3개씩 돌려나며 잎자루가 없이 밑부분이 점점 좁아져 직접 원줄기에 달리며 가장자리에는 톱니가 없다. 꽃은 5~6월에 노란색으로 꽃자루 끝에 달려 핀다. 열매는 8~9월에 비스듬히 벌어진다. 줄기는 포복성이어서 밑에서 가지가 갈라져 땅 위로 뻗으며 마디에서 뿌리가 내린다. 식용, 약용으로 이용된다. 어린 잎과 줄기를 뜯어 김치를 담그거나 나물로 먹는다. 약으로 쓸 때는 탕으로 하거나 생즙을 내서 사용한다. 주로 호흡기, 소화기 질환 등을 다스린다.

- 기관지염 : 온포기 15~20g을 1회분 기준으로 생즙을 내어 5~6회 복용한다.
- 대하증 : 온포기 15~20g을 1회분 기준으로 달이거나 생즙을 내서 1일 2~3회씩 4~5일 복용한다.
- 마른버짐 : 온포기 생즙을 환부에 자주 발라 마르지 않게 한다.
- 버짐 : 온포기 15~20g을 1회분 기준으로 생즙을 내어 1일 2~3회씩 1주일 이상 복용하면서 그 물을 환부에 바른다.
- 식욕 부진 : 온포기 15~20g을 1회분 기준으로 생즙을 내어 1일 2~3회씩 1주일 정도 복용한다.

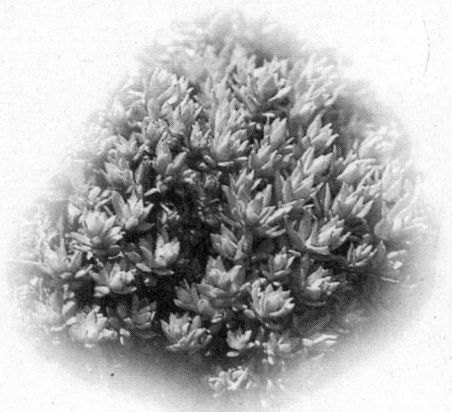

- 타박상 : 온포기를 적당량 짓찧어서 1일 3~5회씩 2~3일 환부에 바른다.

- 화상 : 온포기 생즙을 5회 이상 환부에 바른다.

- 황달 : 온포기 15~20g을 1회분 기준으로 달이거나 생즙을 내어 1일 2~3회씩 1주 일 정도 복용한다.

꽃에 꿀이 많아

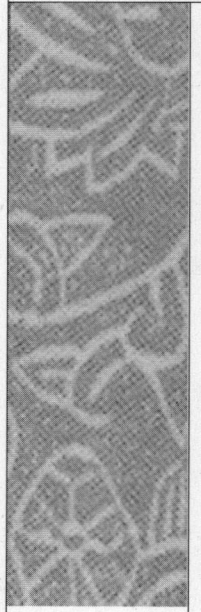

동백나무

잎은 어긋나며 타원형 또는 긴 타원형이고 가장자리에 물결 모양의 잔톱니가 있다. 표면은 짙은 녹색으로 윤이 나고 뒷면은 황록색으로 털이 없고 두껍다. 꽃은 가지 끝이나 잎겨드랑이에서 나와 1개씩 붉게 핀다. 11~12월에 피는 것을 동백, 4~5월에 피는 것을 춘백이라 한다. 나무껍질은 회갈색이고 매끄러우며 작은 가지는 갈색이다. 꽃에 꿀이 많아 동박새 등이 날아와서 꿀을 빨아먹는다. 관상용, 공업용, 약용으로 이용된다. 종자에서 짜낸 동백기름은 예로부터 머릿기름으로 흔히 사용되어 왔다. 약으로 쓸 때는 주로 탕으로 하여 사용한다. 주로 운동계 질환과 외상 치료 등에 효험이 있다.

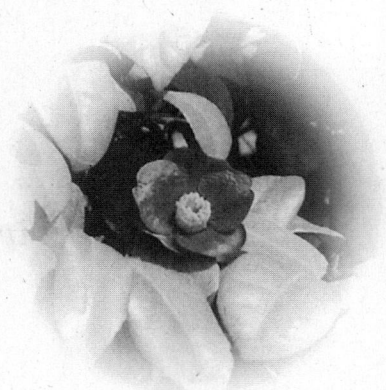

■ 마른버짐 : 잎 생즙을 10회 이상 환부에 바른다.

■ 어혈 : 잔가지 또는 열매를 달여서 그 물을 환부에 자주 바른다.

■ 월경 이상 : 잔가지 또는 열매 5~6g을 1회분 기준으로 달여서 1일 2~3회씩 4~5일 복용한다.

■ 출혈 : 잔가지 또는 열매 4~6g을 1회분 기준으로 달이거나 산제로 하여 1일 2~3 회씩 4~5일 복용한다.

■ 타박상 : 잔가지 또는 열매 5~6g을 1회분 기준으로 달여서 5~6회 복용한다.

■ 화상 : 잎 또는 잔가지를 달여서 그 물로 5회 이상 환부를 씻는다.

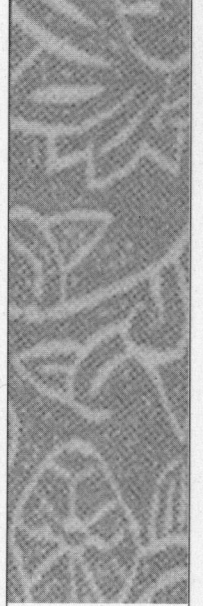

둥굴레

　잎은 어긋나며 계란형 또는 긴 타원형으로 잎자루가 매우 짧고 한쪽으로 치우쳐 달린다. 끝이 약간 뭉뚝하고 표면은 윤이 난다. 꽃은 5~6월에 녹백색으로 피는데 잎겨드랑이에서 1~2개씩 종 모양을 하고 밑을 향하여 달린다. 원기둥형의 뿌리가 옆으로 뻗어 대년 한 마디씩 자라 마디가 많다. 뿌리의 원줄기는 굵고 수염뿌리가 많다. 관상용, 식용, 약용으로 이용된다. 약으로 쓸 때는 탕으로 하거나 증기로 찐 다음 말려서 가루를 만들어 환제, 산제로 하여 사용한다.

- 강심제 : 뿌리줄기 8~10g을 1회분 기준으로 달여서 1일 2~3회씩 2~3일 복용한다.
- 강장 보호 : 뿌리줄기 8~10g을 1회분 기준으로 달여서 1일 2~3회씩 10일 정도 복용한다. 술로 담가서도 복용한다.
- 강정제 : 뿌리줄기 8~10g을 1회분 기준으로 달여서 1일 2~3회씩 10일 이상 복용한다. 술로 담가서도 복용한다.
- 당뇨 : 뿌리줄기 6~10g을 1회분 기준으로 달여서 1일 2~3회씩 장복한다.

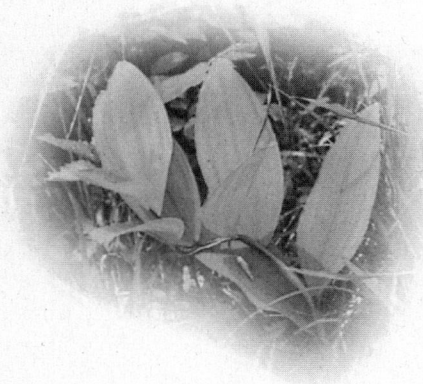

■ 불임증 : 뿌리줄기 8~10g을 1회분 기준으로 달여서 1일 2~3회씩 20일 이상 복
용한다. 술로 담가서도 복용한다.

■ 심신 허약 : 뿌리줄기 8~10g을 1회분 기준으로 달여서 1일 2~3회씩 10일 이상
복용한다. 술로 담가서도 복용한다.

■ 졸도 : 뿌리줄기 8~10g을 1회분 기준으로 달여서 1일 2~3회씩 3~4일 복용한
다.

■ 폐렴 : 뿌리줄기 8~10g을 1회분 기준으로 달이거나 환제 또는 산제로 하여 1일
2~3회씩 4~5일 복용한다.

■ 허약 체질 : 뿌리줄기 8~10g을 1회분 기준으로 달이거나 환제 또는 산제로 하여 1
일 2~3회씩 10일 이상 복용한다. 술로 담가서도 복용한다.

잎은 따서 먹고 씨앗은 기름을

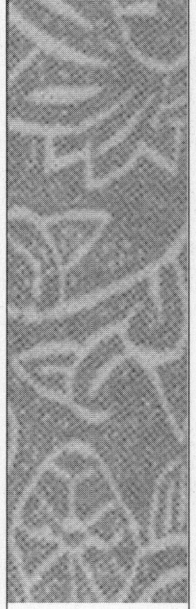

들깨

잎은 마주나며 긴 잎자루에 계란을 닮은 원형을 하고 있다. 앞뒷면이 녹색이지만 때로는 뒷면에 자줏빛이 돈다. 잔털이 있으며 끝이 뾰족하고 가장자리에 둔한 톱니가 있다. 8~9월에 희고 작은 입술 모양의 통꽃이 피는데 가지 끝이나 원줄기 끝 또는 잎겨드랑이에서 핀다. 줄기는 네모지며 곧게 서고 긴 털이 있다. 공업용, 식용, 약용, 향료로 이용된다. 잎을 따서 먹으며 씨앗을 채취하여 들기름을 짜서 식용한다. 약으로 쓸 때는 생식하거나 생즙을 내서 사용한다. 주로 순환계, 소화기 질환 등을 다스린다.

- 강장 보호 : 들깨 25~30g을 1회분 기준으로 생즙을 내거나 생식으로 1일 2~3회씩 15일 이상 복용한다.
- 건망증 : 들깨 25~30g을 1회분 기준으로 1일 2~3회씩 10일 이상 생식한다.
- 고운 살결을 원할 때 : 들깨 25~30g을 1회분 기준으로 1일 2~3회씩 10일 이상 식후에 생식한다.
- 고혈압 : 들깨 25~30g을 1회분 기준으로 식사 1시간 전후에 15일 이상 생식한다.

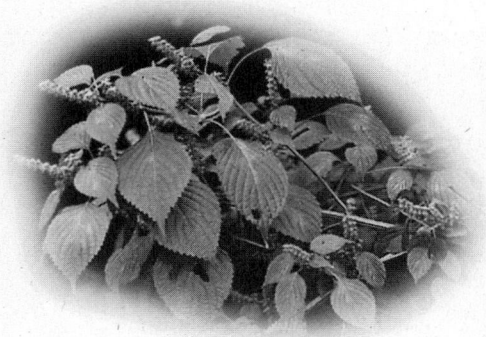

■ 뇌졸중 : 들깨 25~30g을 1회분 기준으로 1일 2~3회씩 10일 이상 생식한다.

■ 변비 : 들깨 25~30g을 1회분 기준으로 1일 2~3회씩 10일 정도 생식한다.

■ 소화불량 : 들깨 25~30g을 1회분 기준으로 1일 2~3회씩 10일 이상 생식한다.

■ 저혈압 : 들깨 25~30g을 1회분 기준으로 1일 2~3회씩 15일 이상 생식한다.

뿌리는 원기둥형의 육질

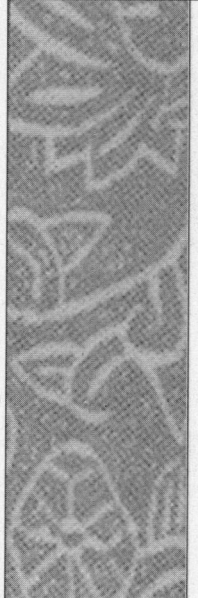

마

잎은 마주나거나 어긋나고 삼각형 또는 계란 모양의 삼각형으로 양쪽이 불쑥 나오는 수도 있으며 밑부분은 심장 모양이고 끝이 뾰족하다. 잎자루가 길고 잎맥과 더불어 자줏빛이 돈다. 9~10월에 황회색의 열매가 열리는데 3개의 날개가 있고 둥근 날개가 달린 씨앗이 들어 있다. 뿌리는 원기둥형의 육질로서 땅속 깊이 들어간다. 관상용, 식용, 약용 등으로 많이 이용된다. 덩이뿌리와 잎겨드랑이에 생긴 살눈을 식용하는데 뿌리는 쪄서 먹는다. 약으로 쓸 때는 탕으로 하거나 주로 환제, 산제로 사용한다. 주로 건강 생활을 돕는 데 많이 쓰인다.

■ 강장 보호 : 덩이뿌리 8~15g을 1회분 기준으로 1일 2~3회씩 1개월 정도 생식한다. 산마가 더욱 효험이 좋다.

■ 건망증 : 덩이뿌리 6~8g을 1회분 기준으로 갈아서 1일 1~2회씩 15일 이상 복용한다.

■ 당뇨 : 뿌리줄기 5~8g을 1회분 기준으로 1일 2~3회씩 20일 이상 생식한다.

■ 동상 : 산마를 짓이겨 5~6회 환부에 붙인다.

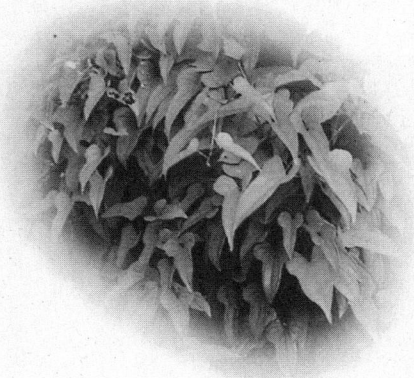

■ 설사 : 뿌리 8∼10g을 1회분 기준으로 생식하거나 생즙을 내서 2∼3회 복용한다.

■ 숙취 : 뿌리줄기 6∼8g을 1회분 기준으로 생즙을 내어 2∼3회 복용한다.

■ 신경 쇠약 : 산마 뿌리줄기 6∼8g을 1회분 기준으로 1일 2∼3회씩 15일 이상 생식한다.

■ 심장병 : 산마 뿌리줄기 8∼10g을 1회분 기준으로 1일 3∼4회씩 10일 이상 공복에 생식한다.

■ 위장염 : 덩이뿌리 8∼10g을 1회분 기준으로 1일 2∼3회씩 1주일 정도 공복에 생식한다.

■ 천식 : 덩이뿌리 8∼10g을 1회분 기준으로 생즙이나 환제 또는 산제로 하여 1일 2∼3회씩 1주일 이상 복용한다.

■ 치질 : 껍질을 벗긴 덩이뿌리를 잘라 빠져나오지 않게 환부에 잘 밀어넣는다. 심한 경우 10회 정도 한다.

■ 폐결핵 : 덩이뿌리 8∼10g을 1회분 기준으로 생으로 갈아서 1일 2∼3회씩 10일 이상 공복에 복용한다.

■ 허약 체질 : 산마 뿌리줄기 8∼12g을 1회분 기준으로 생으로 갈거나 환제 또는 산제로 하여 1일 2∼3회씩 10일 이상 공복에 복용한다.

■ 화상 : 생으로 갈아서 5회 이상 환부에 붙인다.

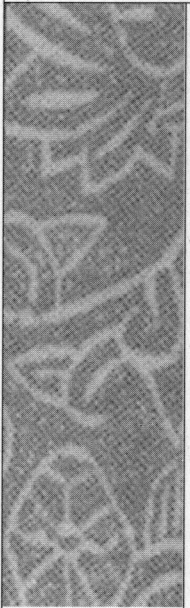

마늘

잎은 어긋나고 끝이 흔히 말리며 밑동은 통 모양의 잎집이 되어 줄기를 감싼다. 빛깔은 청록색에 분백색을 띤다. 5~6월에 속이 빈 원기둥형의 꽃줄기가 잎겨드랑이에서 나와 엷은 자줏빛 또는 연한 홍자색의 꽃이 핀다. 식용, 약용으로 이용된다. 자극적인 냄새가 강하여 양념이나 향신료로 많이 쓰인다. 약으로 쓸 때는 생식하거나 생즙, 또는 구워서 먹는다.

■ 각기 : 먹을 수 있는 양만큼 구워서 1일 3회 이상 2~3일 먹는다.
■ 간경변증 : 구운 마늘 15~20개를 1회분 기준으로 1일 2~3회씩 10일 이상 장복한다.
■ 간장병 : 구운 마늘 15~20g을 1회분 기준으로 달여서 1일 2~3회씩 1주일 이상 복용한다. 술로 담가서도 복용한다.
■ 간질 : 생마늘 3~5g 또는 구운 마늘 15~20개를 1일 2~3회씩 3~4일 공복에 먹는다. 술로 담가서도 복용한다.
■ 감기 : 마늘 5g+생강 8g 또는 생마늘 2~3개를 1회분 기준으로 달여서 1일 2~3회씩 2일 정도 복용한다. 생마늘은 생식하거나 술로 담가서 복용해도 효험이 있다.
■ 강심제 : 구운 마늘 15~20개를 1회분으로 기준하여 1일 1~2회

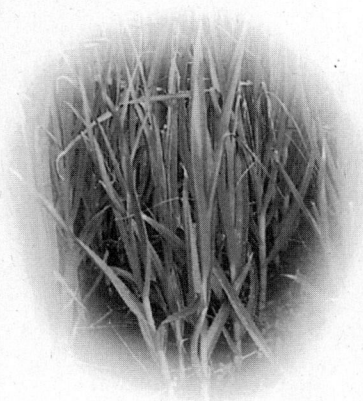

씩 2~3일 복용한다.

■ 강장 보호 : 구운 마늘 15~20개를 1회분 기준으로 1일 2~3회씩 10일 이상 복용한다.

■ 고혈압 : 구운 마늘 15~20개를 1회분 기준으로 1일 2~3회씩 1주일 이상 공복에 복용한다.

■ 광견병 : 구운 마늘 15~20개를 1회분 기준으로 1일 2회씩 1주일 정도 복용한다.

■ 기계총 : 생마늘을 짓이겨 환부가 나을 때까지 바른다. 대개는 4~5회 발라주면 낫게 된다.

■ 기침 : 마늘 10~12개+갱엿 30g을 1회분 기준으로 달여서 5~6회 복용한다.

■ 당뇨 : 구운 마늘 15~20개를 1회분 기준으로 장복하면 좋다.

■ 동상 : 대 삶은 물에 4~5회 환부를 담근다.

■ 류머티즘 : 술로 담가서 1일 2~3회씩 1주일 정도 복용한다.

■ 마른버짐 : 마늘을 짓찧어 1일 4~5회씩 나을 때까지 환부에 바른다.

■ 무좀 : 대를 진하게 달여서 그 물에 3~4회 환부를 담근다.

■ 버짐 : 마늘을 짓이겨 1일 4~5회씩 1주일 정도 환부에 바른다.

■ 심장병 : 구운 마늘 15~20개를 1회분 기준으로 1일 2회씩 1주일 이상 먹는다.

■ 요통 : 술로 담가서 1일 2회씩 10일 이상 복용한다.

■ 위암 : 구운 마늘 15~20개를 1회분 기준으로 1일 2~3회씩 10일 이상 먹는다. 술

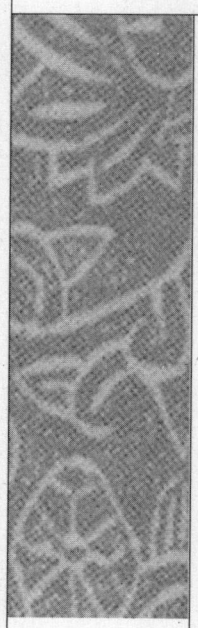

로 담가서도 복용한다.

■ 중이염 : 마늘을 까서 귓구멍에 4∼5일 환부에 갈아가며 끼워넣는
다.

■ 충치 : 구운 마늘 15∼20개를 1회분 기준으로 먹으면서 아울러
구운 마늘을 입에 담고 있는다. 2∼3회 하면 통증이 가신다.

■ 치은염 : 구운 마늘 15∼20개를 1회분 기준으로 1일 2∼3회씩
3∼4일 먹는다.

■ 치질 : 구운 마늘 15∼20개를 1회분 기준으로 1일 2∼3회씩 1
주일 정도 먹으면서 아울러 구운 마늘을 으깨어 5∼6회 빠져나오
지 않게 환부에 갈아 넣는다.

■ 토사곽란 : 구운 마늘 15∼20개를 1회분 기준으로 2∼3회 먹는
다.

■ 티눈 : 구운 마늘 15∼20개를 1회분 기준으로 1일 2회씩 1주일
정도 복용한다. 복용중에 살구씨를 금한다.

■ 피로 회복 : 구운 마늘 15∼20개를 1회분 기준으로 1일 2∼3회씩
1주일 정도 먹는다. 술로 담가서도 복용한다. 단, 먹기가 거북한 것이
흠이다.

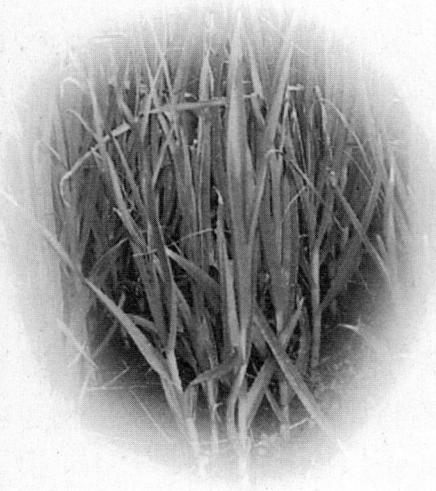

술과 차로 담가 비상약으로

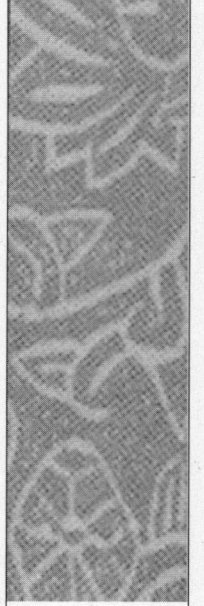

매실나무

　　잎은 어긋나며 타원형 또는 계란형인데 끝이 뾰족하고 밑은 뭉뚝하며 가장자리에 잔톱니가 있다. 3~4월에 잎보다 먼저 분홍색, 흰색, 엷은 홍색으로 꽃이 피는데 향기가 강하다. 6~7월에는 녹색의 둥근 열매가 열리는데 이것을 매실이라고 한다. 7월에 녹색에서 누런색으로 익는다. 식용, 약용, 정원수로 이용된다. 열매는 맛이 신데 식용 또는 약용한다. 약으로 쓸 때는 탕으로 하거나 술을 담가 사용한다. 말려두고 사용할 때는 녹색의 열매를 따서 섭씨 40~45도의 열에 건조시키면 된다.

- 각기 : 덜 익은 열매 5~10개를 1회분 기준으로 달여서 1일 2~3회 복용한다.
- 간장병 : 덜 익은 열매 8~10개를 1회분 기준으로 달여서 1일 2~3회씩 1주일 이상 복용한다. 술로 담가서도 복용한다.
- 강장 보호 : 덜 익은 열매 8~10개를 1회분 기준으로 달여서 1일 2~3회씩 10일 정도 복용한다. 술로 담가서도 복용한다.
- 거담 : 덜 익은 열매 8~10개를 1회분 기준으로 달여서 1일 2~3회씩 4~5일 복용한다. 술로 담가서도 복용한다.

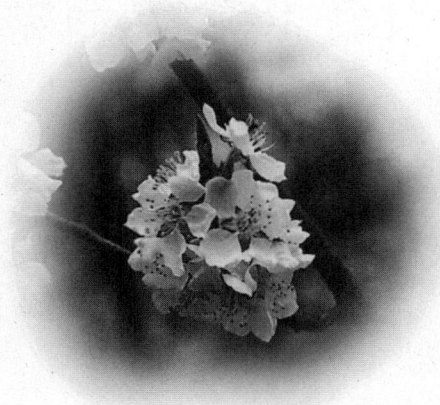

■ 구토 : 덜 익은 열매 8~10개를 1회분 기준으로 달여서 5~6회 복용한다. 술로 담가
서도 복용한다.

■ 늑막염 : 열매 8~10개를 1회분 기준으로 달여서 1일 2~3회씩 1주일 정도 복용한
다. 술로 담가서도 복용한다.

■ 담석증 : 덜 익은 열매 10개를 1회분 기준으로 달여서 1일 2~3회씩 4~5일 복용한다.

■ 당뇨 : 덜 익은 열매 8~10개를 1회분 기준으로 달여서 1일 2~3회씩 15일 이상 복용
한다.

■ 생인손 : 열매 8~10개를 1회분 기준으로 달여서 1일 2~3회씩 3~4일 복용하면서
그 물에 환부를 자주 담근다.

■ 식욕 부진 : 덜 익은 열매 8~10개를 1회분 기준으로 달여서 1일 2~3회씩 1주일 정
도 복용한다. 술로 담가서도 복용한다.

■ 위경련 : 덜 익은 열매 8~10개를 1회분 기준으로 달여서 1일 2~3회씩 2~3일 복용
한다.

■ 위염 : 덜 익은 열매 8~10개를 1회분 기준으로 달여서 1일 2~3회씩 2일 정도 복
용한다. 술로 담가서도 복용한다(급성).

■ 토사곽란 : 덜 익은 열매 8~10개를 1회분 기준으로 달이거나 산제로 하여 3~4회
복용한다. 또는 술로 담가서도 복용한다.

■ 피로 회복 : 덜 익은 열매 8~10개를 1회분 기준으로 달여서 1일 2~3회씩 1주일 이
상 복용한다. 술로 담가서도 복용한다.

줄기는 곧고 붉은색 또는 자주색

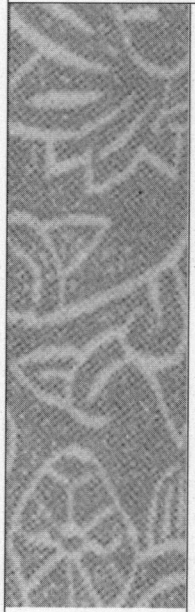

맨드라미

　　잎은 어긋나며 긴 타원형 또는 계란형이다. 잎자루가 길고 가장자리에 톱니가 없으며 끝이 뾰족하다. 7~8월에 닭의 볏 모양을 한 적색, 황색, 백색 등의 꽃이 줄기 끝에 피는데 중간 아래의 면에 많은 잔꽃이 달려 있다. 9월에 계란형의 열매가 익으면 가로로 벌어져서 3~5개의 검은 씨앗이 나온다. 줄기는 곧게 서고 붉은색 또는 자주색을 띤다. 관상용, 약용으로 이용된다. 약으로 쓸 때는 탕으로 하거나 환제, 산제로 사용한다. 주로 피부과, 비뇨기 질환 등을 다스린다.

- 각혈 : 온포기 5~10g 또는 씨 4~7g을 1회분 기준으로 달이거나 생즙을 내어 1일 2~3회씩 2~3일 공복에 복용한다.
- 구토 : 온포기 8~10g 또는 씨 5~7g을 1회분 기준으로 달여서 4~5회 복용한다.
- 대하증 : 온포기 8~10g 또는 씨 5~7g을 1회분 기준으로 달이거나 산제로 하여 1일 2~3회씩 3~4일 복용한다.
- 산후 건강 회복 : 씨 5~7g을 1회분 기준으로 달여서 1일 2~3회씩 5~6일 복용한다.

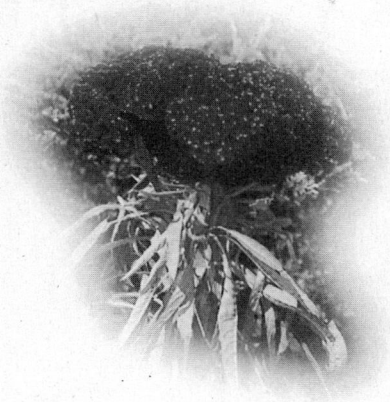

■ 생리통 : 온포기 8~10g 또는 씨 5~7g을 1회분 기준으로 달여서 3~4회 복용한다.

■ 월경 이상 : 온포기 8~10g 또는 씨 5~7g을 1회분 기준으로 달여서 1일 2~3회씩 5~6일 복용한다.

■ 자궁내막염 : 온포기 8~10g 또는 씨 5~7g을 1회분 기준으로 달여서 1일 2~3회씩 5~6일 복용한다.

■ 자궁 출혈 : 온포기 8~10g 또는 씨 5~7g을 1회분 기준으로 달여서 4~5일 복용한다.

■ 출혈 : 온포기 8~10g 또는 씨 5~7g을 1회분 기준으로 달이거나 환제 또는 산제로 하여 1일 2~3회씩 3~4일 복용한다.

■ 치질 : 온포기 8~10g 또는 씨 5~7g을 1회분 기준으로 달여서 1일 2~3회씩 1주일 정도 복용하면서 그 물을 환부에 자주 바른다.

■ 타박상 : 온포기 8~10g 또는 씨 4~6g을 1회분 기준으로 달여서 5~6회 복용한다.

■ 풍 : 온포기 8~10g 또는 씨 5~7g을 1회분 기준으로 달이거나 환제 또는 산제로 하여 1일 2~3회씩 1주일 정도 복용한다.

■ 하혈 : 온포기 8~10g 또는 씨 5~7g을 1회분 기준으로 달이거나 환제 또는 산제로 하여 1일 2~3회씩 3~4일 복용한다.

흑갈색 열매로 아주 가벼워

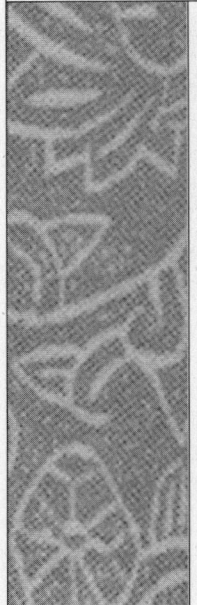

메밀

　잎은 어긋나고 삼각형에 가까운 심장 모양으로 생겼으며 끝이 뾰족하고 윤이 난다. 잎집 모양의 턱잎이 있다. 7~10월에 흰색이나 연한 홍색으로 꽃이 피는데 가지 끝에 많은 꽃이 모여 핀다. 9~10월에 갈색 또는 흑갈색으로 열매가 달리는데 삼각뿔 모양을 하고 있다. 아주 가벼워서 1000알의 무게가 16~35g밖에 되지 않는다. 줄기는 곧게 자라며 속이 비어 있고 붉은색을 띠는데 밋밋하고 연하다. 식용, 약용, 밀원, 가축사료 등 쓰임새가 많다. 약으로 쓸 때는 탕으로 하거나 환제로 하여 사용한다. 주로 신경계, 소화기, 부인과 질환 등을 다스린다.

■ 대하증 : 씨 15~20g을 1회분 기준으로 달여서 그 물을 1일 2~3회씩 4~5일 복용한다.

■ 월경 이상 : 온포기 15~20g을 1회분 기준으로 달여서 1일 2~3회씩 4~5일 복용한다.

■ 화상 : 온포기 생즙을 5회 이상 환부에 바른다.

과육이 단단하고 향기로워

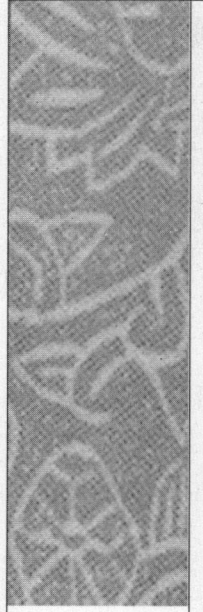

모과나무

잎은 어긋나며 타원 모양의 계란형 또는 긴 타원형으로 양끝이 좁고 가장자리에 잔톱니가 있다. 잎 뒷면에 털이 있으나 점차 없어진다. 5월에 엷은 홍색의 꽃이 가지 끝에 1개씩 달려 핀다. 9~10월에 열매가 크게 열려 노랗게 익는다. 향기가 매우 좋은데 흑갈색의 씨앗이 많이 들어 있다. 줄기에 비늘조각 모양의 구름 무늬가 있다. 자갈색의 가지를 많이 친다. 관상용, 식용, 약용으로 이용된다. 열매를 모과라 하는데 과육이 단단하며 향기가 좋고 신맛이 강하여 생식하거나 술을 담근다. 약으로 쓸 때는 탕으로 하거나 환제, 산제 또는 술을 담가 사용한다.

- 각기 : 열매 10~20g을 1회분 기준으로 달여서 1일 2~3회씩 3~4일 복용한다.
- 감기 : 열매 중간 크기 1개를 1회분 기준으로 구워서 1일 2~3회씩 2~3일 먹는다. 술로 담가서도 복용한다.
- 강장 보호 : 열매 15~20g을 1회분 기준으로 달여서 1일 2~3회씩 10일 정도 복용한다. 술로 담가서도 복용한다.
- 결핵 : 열매 15~20g을 1회분 기준으로 달여서 1일 2~3회씩 10일 이상 복용한다. 술로 담가서도 복용한다.

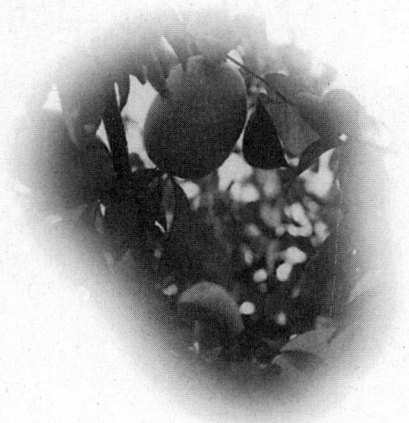

■ 경기(驚氣) : 열매 15~20g을 1회분 기준으로 달여서 1일 2~3회씩 10일 이상 복용한다. 술로 담가서도 복용한다.

■ 곽란(癨亂) : 열매 15~20g을 1호분 기준으로 달여서 1일 1~2회 복용한다. 술로 담가서도 복용한다.

■ 구토 : 열매 15~20g을 1회분 기준으로 달여서 5~6회 복용한다. 술로 담가서도 복용한다.

■ 근육 마비 : 열매 10~20g을 1회분 기준으로 달이거나 환제 또는 산제로 하여 1일 2~3회씩 10일 이상 복용한다. 술로 담가서도 복용한다.

■ 근육통 : 열매 15~20g을 1회분 기준으로 달여서 5~6회 복용한다. 술로 담가서도 복용한다.

■ 기관지염 : 열매 15~20g을 1회분 기준으로 달여서 5~6회 복용한다.

■ 빈혈 : 열매 15~20g을 1회분 기준으로 달여서 1일 2~3회씩 5~6일 복용한다. 술로 담가서도 복용한다.

■ 수종(水腫) : 열매 15~20g을 1회분 기준으로 달여서 1일 2~3회씩 1주일 정도 복용한다. 술로 담가서도 복용한다.

■ 토사곽란 : 열매 15~20g을 1회분 기준으로 달여서 1일 3회 정도 복용한다. 술로 담가서도 복용한다.

■ 폐결핵 : 열매 15~20g을 1회분 기준으로 달이거나 환제 또는 산제로 하여 1일 2회씩 10일 이상 복용한다. 술로 담가서도 복용한다.

백색, 황색, 자주색 꽃이 피고 향기로워

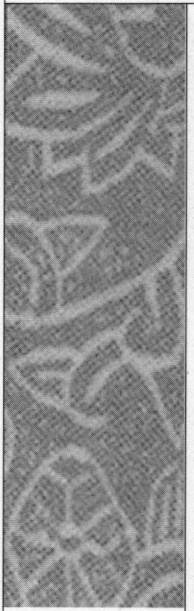

모
란

잎은 어긋나며 잎자루가 길고 작은 잎이 3~5갈래로 갈라진다. 표면에는 털이 없으나 뒷면은 잔털이 있고 흔히 흰 빛이 돈다. 5~6월에 여러 겹의 홍자색 꽃이 새 가지 끝에서 1개씩 피는데 품종에 따라 백색, 황색, 자주색 등 여러 가지이고 향기가 매우 좋다. 일명 목단이라고도 하며 관상용, 약용으로 이용된다. 4~5년 된 뿌리를 약재로 사용한다. 약으로 쓸 때는 탕으로 하거나 환제, 산제로 하여 사용한다. 주로 신진대사, 부인과 질환 등을 다스린다.

- 각혈 : 뿌리껍질 4~6g을 1회분 기준으로 달이거나 생즙을 내어 1일 2~3회씩 2~3일 복용한다. 복용중에 패모, 대황, 쇠붙이 도구를 금한다.
- 간질 : 뿌리껍질 4~6g을 1회분 기준으로 달이거나 환제 또는 산제로 하여 1일 2~3회씩 7~10일 복용한다. 복용중에 대황, 패모, 쇠붙이 도구를 금한다.
- 고혈압 : 뿌리껍질 4~6g을 1회분 기준으로 달여서 1일 2~3회씩 10일 정도 복용한다. 복용중에 패모, 대황, 쇠붙이 도구를 금한다.
- 관상동맥 질환 : 뿌리껍질 4~6g을 1회분 기준으로 달여서 1일 2~3회씩 10일 정도 복용한다.

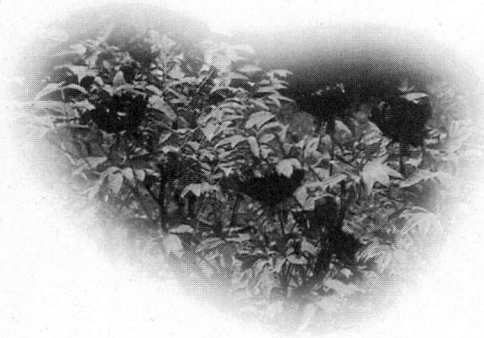

■ 관절염 : 뿌리 4~6g을 1회분 기준으로 달여서 1일 2~3회씩 10일 정도 복용한다.
복용중에 패모, 대황, 쇠붙이 도구를 피한다.

■ 대하증 : 뿌리껍질 4~6g을 1회분 기준으로 달여서 1일 2~3회씩 4~5일 복용한
다. 복용중에 패모, 대황, 쇠붙이 도구를 금한다.

■ 설사 : 꽃 또는 뿌리껍질 5~6g을 1회분 기준으로 달여서 2~3회 복용한다.

■ 어혈 : 꽃 또는 뿌리껍질 4~6g을 1회분 기준으로 달여서 1일 2~3회씩 4~5일
복용하면서 그 물로 환부를 자주 씻는다.

■ 열병 : 꽃 또는 뿌리껍질 5~6g을 1회분 기준으로 달여서 1일 2회씩 4~5일 복용
한다. 복용중에 패모, 대황, 쇠붙이 도구를 피한다.

■ 요통 : 꽃 또는 뿌리껍질 5~6g을 1회분 기준으로 달여서 1일 2~3회씩 1주일 정도
복용한다. 복용중에 대황, 패모, 쇠붙이 도구를 금한다.

■ 자궁내막염 : 꽃 또는 뿌리껍질 5~6g을 1회분 기준으로 달여서 1일 2~3회씩 1주
일 정도 복용한다. 복용중에 대황, 패모, 쇠붙이 도구를 금한다.

■ 타박상 : 뿌리껍질 또는 꽃 5~6g을 1회분 기준으로 달여서 5~6회 복용한다.

■ 편두통 : 꽃이나 뿌리껍질 5~6g을 1회분 기준으로 달이거나 환제 또는 산제로 하여
1일 2~3회씩 1주일 정도 복용한다.

■ 해열 : 뿌리껍질 또는 꽃 5~6g을 1회분 기준으로 달이거나 환제 또는 산제로 하여
4~5회 복용한다. 복용중에 패모, 대황, 쇠붙이 도구를 금한다.

나무껍질을 목란피, 꽃을 목란화

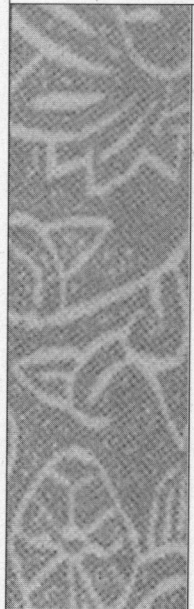

목련

잎은 어긋나며 잎자루가 짧다. 표면에는 털이 없으나 뒷면에는 간혹 있기도 하다. 4월에 크고 향기가 있는 꽃이 잎보다 먼저 피는데 꽃잎은 6~9개이며 백색이지만 밑부분은 연한 홍색이다. 가지는 자갈색이고 굵으며 많이 갈라진다. 나무껍질을 목란피, 꽃을 목란화라고 한다. 관상용, 약용으로 이용된다. 약으로 쓸 때는 탕으로 하거나 환제, 산제로 하여 사용한다. 주로 신경계, 순환계, 이비인후과 질환 등을 다스린다.

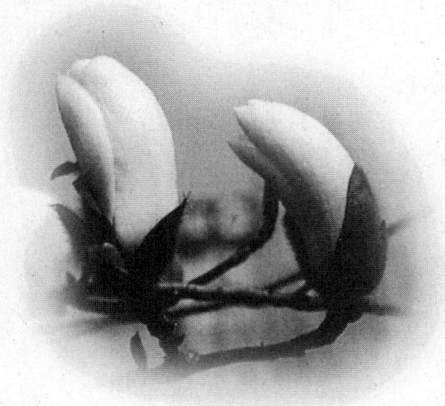

- 고혈압 : 반쯤 핀 꽃봉오리 4~6g을 1회분 기준으로 달여서 1일 2~3회씩 10일 정도 복용한다.

- 두통 : 꽃봉오리 4~6g을 1회분 기준으로 달여서 1일 2~3회씩 2~3일 복용한다.

- 비염 : 꽃봉오리 5~6g을 1회분 기준으로 달여서 1일 2~3회씩 4~5일 복용한다.

- 축농증 : 꽃봉오리 5~6g을 1회분 기준으로 달이거나 환제 또는 산제로 하여 1일 2~3회씩 4~5일 복용한다.

- 치통 : 꽃봉오리 5~6g을 1회분 기준으로 달여서 4~5회 복용한다.

- 혈액 순환 : 꽃봉오리 5~6g을 1회분 기준으로 달이거나 환제 또는 산제로 하여 1일 2~3회씩 1주일 정도 복용한다.

독성이 없어 많이 먹어도

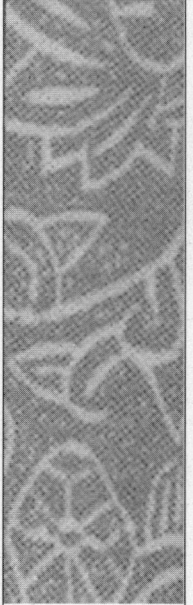

무

희고 살이 많아 잎과 함께 중요한 채소다. 식용, 약용으로 이용되며, 약으로 쓸 때 씨앗은 탕으로 하고 무는 생식하거나 생즙을 내서 사용한다. 주로 호흡기 질환을 다스린다. 씨앗은 5~6월, 뿌리는 아무 때나 쉬 구할 수 있다. 독성이 없어 많이 먹어도 몸에 이롭다.

- 가스 중독 : 생즙 80~100g을 1회분 기준으로 3~4회 복용한다.
- 각기 : 생즙 50~100g을 1회분 기준으로 1일 2~3회씩 2~3일 공복에 먹는다.
- 감기 : 생즙 80~100g을 1회분 기준으로 1일 2~3회씩 2~3일 공복에 복용한다.
- 경기(驚氣) : 생즙 80~100g을 1회분 기준으로 1일 2~3회씩 10일 정도 복용한다.
- 기관지염 : 생즙 80~100g을 1회분 기준으로 10회 정도 공복에 복용한다.
- 기침 : 생즙 80~100g을 1회분 기준으로 4~5회 공복에 복용한다.

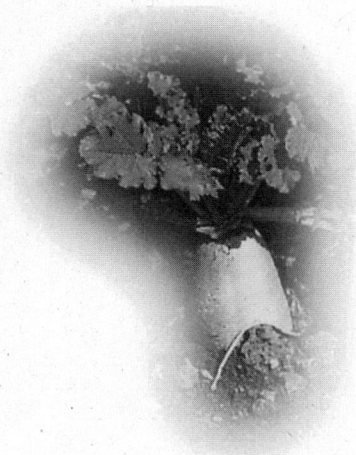

■ 담석증 : 생즙 80~100g을 1회분 기준으로 1일 2~3회씩 2~3일 복용한다.

■ 당뇨 : 생즙 80~100g을 1회분 기준으로 1일 2~3회씩 20일 이상 공복에 복용한다.

■ 두통 : 생즙 80~100g을 1회분 기준으로 2~3회 복용하면서 아울러 3방울 정도 콧속에 떨어뜨린다.

■ 딸꾹질 : 생즙 80~100g을 1회분 기준으로 2~3회 공복에 먹는다.

■ 맹장염 : 생즙 80~100g을 1회분 기준으로 1일 2~3회씩 2~3일 복용한다.

■ 목이 쉼 : 생즙 80~100g을 1회분 기준으로 2~3회 복용한다.

■ 무좀 : 생즙을 내서 5~6회 환부를 담근다.

■ 백일해 : 생즙 80~100g을 1회분 기준으로 달여서 1일 1~2회씩 3~4일 공복에 복용한다.

■ 변비 : 생즙 80~100g을 1회분 기준으로 1일 2~3회씩 1주일 정도 공복에 복용한다.

■ 복막염 : 생즙 80~100g을 1회분 기준으로 1일 2~3회씩 1주일 이상 공복에 복용한다.

■ 비염 : 생즙 50~60g+생강즙 20g을 섞어서 4회 정도 먹는다.

■ 설사 : 생즙 80~100g을 1회분 기준으로 2~3회 마신다.

■ 신장병 : 씨 5~6g을 1회분 기준으로 달여서 1일 2회씩 1주일 이상 복용한다.

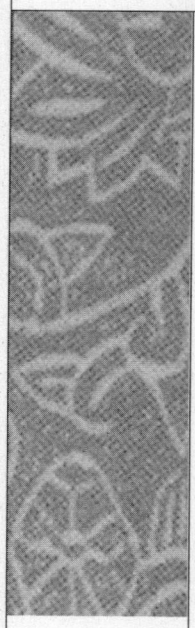

■ 야맹증 : 500g 이상을 쪄서 말려 가루내어 10~15g을 1회분 기준으로 하여 장복한다.

■ 위염 : 씨 5~6g을 1회분 기준으로 달여서 1일 2~3회씩 2일 정도 복용한다. 또는 생즙 80~100g을 1회분 기준으로 4~5회 복용한다.

■ 음식체(닭고기, 달걀, 두부, 메밀, 찹쌀 음식을 먹고 체했을 때) : 생즙 80~100g을 1회분 기준으로 3~4회 복용한다.

■ 자궁내막염 : 씨 5~6g을 1회분 기준으로 달여서 1일 2~3회씩 1주일 정도 복용한다.

■ 저혈압 : 씨 5~6g+다시마 15g+두부 반 모를 함께 넣고 끓인 물을 1회분 기준으로 10회 이상 공복에 복용한다.

■ 조갈증(목이 말라서 물을 자꾸 마시게 되는 증상) : 무즙 80~100g을 1회분 기준으로 1일 2~3회씩 4~5일 공복에 복용한다.

■ 중이염 : 생즙을 솜에 적셔 귓구멍에 3~5일 환부에 갈아가며 끼워넣는다.

■ 차멀미 : 생즙 80~100g 정도를 복용하거나 생식한다.

■ 축농증 : 씨 5~6g 또는 생즙 80~100g을 1회분 기준으로 1일 2~3회씩 4~5일, 씨는 달여서 복용하고 생즙은 공복에 복용한다.

■ 충치 : 생즙을 3~4회 오래도록 입에 담고 있는다.

■ 치통 : 씨 5~6g을 1회분 기준으로 달여서 5~6회 복용한다.

■ 타박상 : 생즙을 5회 이상 환부에 바른다.

■ 폐렴 : 씨 5~6g을 1회분 기준으로 달여서 1일 2~3회씩 4~5일 복용한다. 또는 생즙 80~100g을 같은 기준으로 복용한다.

■ 현기증 : 씨 5~6g을 1회분 기준으로 달여서 1일 2~3회씩 3~4일 복용한다.

■ 홍역 : 씨 5~6g을 1회분 기준으로 달여서 1일 2~3회씩 4~5일 복용한다.

■ 화상 : 생즙을 내어 그 물에 5회 이상 환부를 담근다.

관상용에 앞서 약용으로

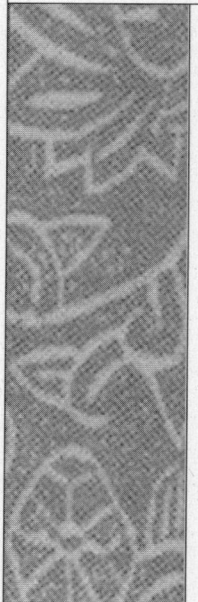

무궁화

잎은 어긋나며 잎자루가 짧고 거의 계란형인데 3갈래로 깊게 갈라진 것도 있다. 가장자리에 톱니가 있다. 표면에는 털이 없으나 뒷면 맥 위에는 털이 있다. 꽃은 7~9월에 새 가지의 잎겨드랑이에서 1개씩 달려 종 모양으로 핀다. 보통 홍자색 계통이며 안은 짙은 홍색이 돌고 백색, 연분홍, 분홍, 보라색 등 다양하다. 가지가 많이 나오며 나무껍질은 회갈색이다. 어린 가지의 털은 자라면서 없어진다. 관상용, 약용으로 이용되나 무궁화는 예로부터 관상용에 앞서 약용 식물로 다루어져 왔다. 약으로 쓸 때는 주로 탕으로 한다. 주로 부인과, 순환계, 피부과 질환 등을 다스린다.

- 건비위 : 반쯤 핀 꽃봉오리 4~6g을 1회분 기준으로 달여서 1일 2~3회씩 4~5일 복용한다.
- 기관지염 : 꽃봉오리 5~6g을 1회분 기준으로 달여서 5~7회 복용한다.
- 대하증 : 꽃봉오리 5~6g을 1회분 기준으로 달여서 1일 2~3회씩 4~5일 복용한다.
- 버짐 : 꽃봉오리 5~6g을 1회분 기준으로 달여서 1일 2~3회씩

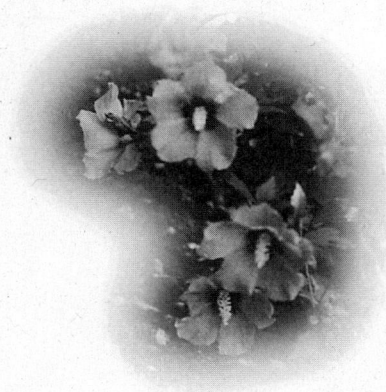

1주일 정도 복용한다.

■ 비염 : 꽃봉오리 5～6g을 1회분 기준으로 달여서 1일 2～3회씩 4～5일 복용한다.

■ 어혈 : 꽃봉오리 5～6g을 1회분 기준으로 달여서 1일 2～3회씩 4～5일 복용한다.

■ 위장염 : 꽃봉오리 5～6g을 1회분 기준으로 달여서 1일 2～3회씩 4～5일 복용한다.

■ 장염 : 꽃봉오리 5～6g을 1회분 기준으로 달여서 1일 2～3회씩 5～6일 복용한다.

■ 조갈증 : 꽃봉오리 5～6개를 1회분 기준으로 달여서 1일 2～3회씩 4～5일 복용한다.

■ 천식 : 꽃봉오리 5～6g을 1회분 기준으로 달여서 1일 2～3회씩 1주 정도 복용한다.

■ 치질 : 꽃봉오리 5～6g을 1회분 기준으로 달여서 1일 2～3회씩 1주일 이상 복용하면서 아울러 꽃봉오리 말린 가루를 환부에 수시로 바른다.

■ 피부병 : 꽃봉오리를 달여서 그 물을 환부에 바른다.

■ 하혈 : 꽃봉오리 4～6g을 1회분 기준으로 달여서 1일 2～3회씩 3～4일 복용한다.

■ 해열 : 꽃봉오리 4～6g을 1회분 기준으로 달여서 4～5회 복용한다.

줄기는 원기둥형으로 속이 비어 있고

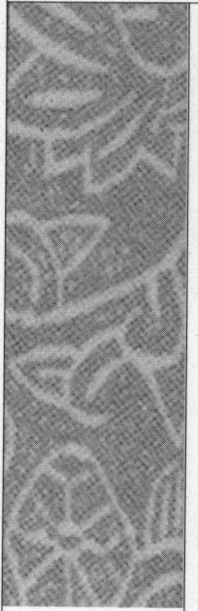

미나리

잎은 어긋나고 전체적으로 삼각형 모양의 계란형인데 1 ~2회 깃 모양으로 갈라지며 가장자리에 톱니가 있고 끝이 뾰족하다. 잎자루는 위로 올라갈수록 짧아진다. 꽃은 7~9 월에 흰 꽃이 줄기잎과 마주하고 나온 줄기 끝에 핀다. 열 매는 8~9월에 타원형으로 열리는데 손갈퀴가 있다. 줄기는 원기둥형으로 속이 비어 있고 밑에서 가지가 갈라져 옆으 로 퍼지며 밑에 있는 마디에서 하얀 뿌리가 난다. 식용, 약 용으로 이용된다. 약으로 쓸 때는 탕으로 하거나 생즙을 내 어 사용한다. 주로 이비인후과, 피부과, 순환계 질환 등을 다스린다.

- 강정제 : 온포기 15~20g을 1회분 기준으로 달이거나 생즙을 내 서 1일 2~3회씩 7~10일 복용한다.
- 과민성 대장염 : 온포기 20~25g을 1회분 기준으로 생즙을 내 서 1일 2~3회씩 1주일 이상 복용한다.
- 두드러기 : 온포기 20~30g을 1회분 기준으로 생즙을 내서 3~4회 복용한다.
- 비만 : 생즙 20~25g을 1회분 기준으로 1일 3회씩 1주일 이상

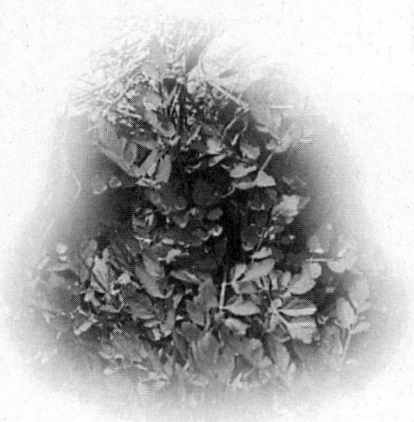

복용한다.

■ 수종(水腫) : 온포기 20~25g을 1회분 기준으로 달이거나 생즙을 내어 1일 2~3
회씩 1주일 정도 복용한다.

■ 신경통 : 온포기 20~25g을 1회분 기준으로 달이거나 생즙을 내서 1일 2~3회씩
1주일 이상 복용한다.

■ 해열 : 온포기 25~30g을 1회분 기준으로 달이거나 생즙을 내어 4~5회 복용한
다.

어린 순은 나물이나 국거리로

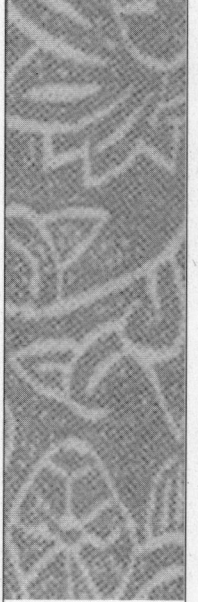

민들레

자르면 하얀 유즙이 나오며 식용, 약용으로 이용된다. 어린 순을 나물이나 국거리로 쓴다. 약으로 쓸 때는 탕으로 하거나 알약, 가루약 또는 생즙을 내어 사용한다. 뿌리로는 술을 담그기도 한다. 잎을 이용할 때는 3~4월에 채취해야 하고, 뿌리를 이용할 때는 9~10월에 채취해야 한다. 오래 복용해도 이롭다.

- 간염 : 뿌리 10~15g을 1회분 기준으로 달이거나 생즙을 내어 1일 2~3회씩 10일 이상 복용한다.
- 감기 : 뿌리 10~15g을 1회분 기준으로 환제로 하여 1일 2~3회씩 3~4일 복용한다.
- 강장 보호 : 뿌리 12~15g을 1회분 기준으로 달이거나 산제로 하여 1일 2~3회씩 1주일 이상 복용한다.
- 강정제 : 뿌리 10~15g을 1회분 기준으로 달이거나 생즙을 내서 1일 2~3회씩 1주일 이상 복용한다.
- 갱년기 장애 : 온포기 또는 뿌리 12~15g을 1회분 기준으로 달이거나 생즙을 내서 1일 2~3회씩 10일 이상 복용한다.
- 결핵 : 온포기 또는 뿌리 12~15g을 1회분 기준으로 달이거나 생

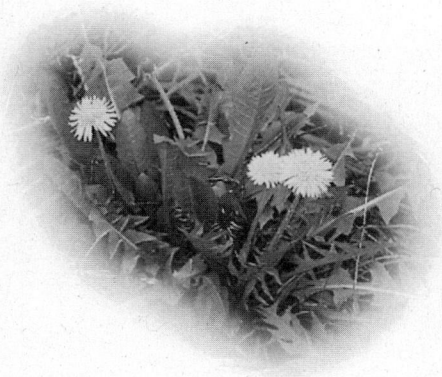

즙을 내서 1일 2~3회씩 10일 이상 복용한다. 술로 담가서도 복용한다.

- 기관지염 : 온포기 또는 뿌리 12~15g을 1회분 기준으로 달이거나 생즙을 내어 7~8회 복용한다.

- 마른버짐 : 뿌리 말린 가루 15~20g을 1회분 기준으로 1일 3회 이상 복용하면서 뿌리 생즙을 환부에 자주 바른다.

- 만성 위장병 : 뿌리 12~15g을 1회분 기준으로 가루 또는 생즙을 내서 1일 2~3회씩 10일 이상 복용한다.

- 버짐 : 싹 또는 뿌리의 생즙을 내서 1일 5회 이상씩 1주일 정도 환부에 바른다.

- 변비 : 온포기 또는 뿌리 12~15g을 1회분 기준으로 달이거나 생즙을 내서 1일 2~3회씩 1주일 정도 복용한다.

- 소화불량 : 잎 또는 뿌리 12~15g을 1회분 기준으로 달이거나 생즙을 내서 1일 2~3회씩 1주일 정도 복용한다.

- 식욕 부진 : 잎 또는 뿌리 12~15g을 1회분 기준으로 생즙을 내거나 환제 또는 산제로 하여 1일 2~3회씩 10일 이상 복용한다.

- 식중독 : 잎 또는 뿌리 12~15g을 1회분 기준으로 달이거나 생즙을 내서 3~4회 복용한다.

- 위궤양 : 잎 또는 뿌리 12~15g을 1회분 기준으로 달이거나 생즙을 내어 1일 2~3회씩 10일 이상 복용한다.

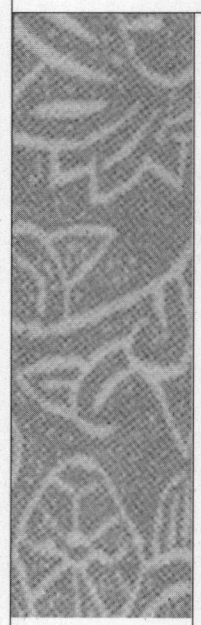

■ 위암 : 온포기 또는 뿌리 12~15g을 1회분 기준으로 달이거나 생 즙을 내어 1일 2~3회씩 10일 이상 복용한다.

■ 위염 : 잎이나 뿌리 12~15g을 1회분 기준으로 달이거나 생즙 또 는 산제로 하여 1일 2~3회씩 2일 정도 복용한다.

■ 위장염 : 잎 또는 뿌리 12~15g을 1회분 기준으로 달이거나 생즙 또는 산제로 하여 1일 2~3회씩 1주일 정도 복용한다.

■ 치질 : 잎 또는 뿌리 생즙을 1일 3~4회씩 5~6일 환부에 바른 다.

■ 피부병 : 잎 또는 뿌리 생즙을 환부에 바른다.

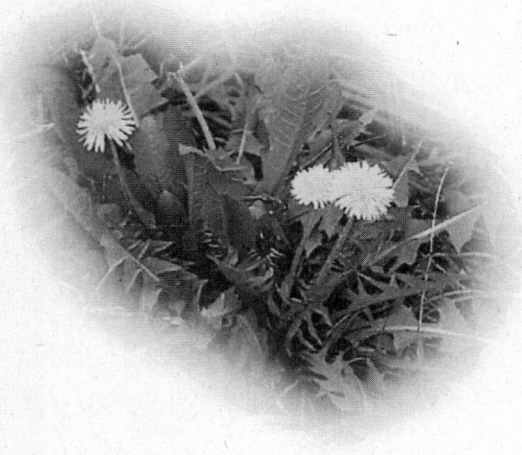

둥근호박 모양의 큰 열매

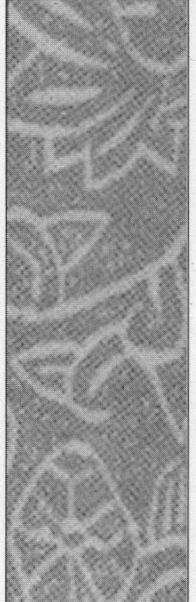

박

    잎은 어긋나고 손바닥 모양으로 얕게 갈라지고 밑 부분이 심장 모양인데 연한 털이 나 있다. 가장자리에 불규칙한 작은 톱니가 있다. 꽃은 6~9월에 잎겨드랑이에서 1개씩 달려 흰색으로 저녁부터 피었다가 아침 햇살이 나면 시든다. 8~10월에 둥근 호박 모양의 큰 열매가 열리는데 처음엔 털이 있으나 점차 없어지고 껍질이 딱딱해진다. 그 안에 긴 타원형의 씨앗이 많이 들어 있다. 줄기는 길게 뻗고 덩굴은 다른 물체를 감으면서 자란다. 약으로 쓸 때는 날것으로 또는 생즙을 내서 사용한다. 주로 피부과 질환과 사독 등을 다스린다.

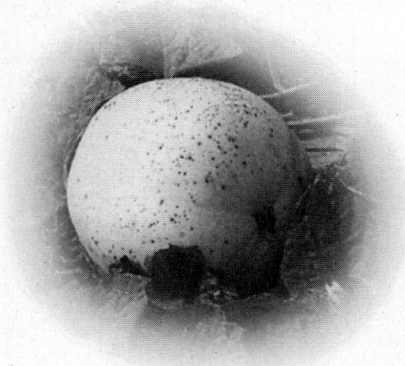

■ 간질 : 박속 30~35g을 1회분 기준으로 삶아서 1일 2~3회씩 2~3일 그 물을 복용한다.

■ 감기 : 꽃 10~15g을 1회분 기준으로 달여서 1일 2~3회씩 2~3일 복용한다.

■ 암 : 박속 30~35g을 1회분 기준으로 달여서 1일 2~3회씩 1주일 이상 복용한다.

■ 황달 : 박속 50g 정도를 1회분 기준으로 삶아서 1일 2~3회씩 5일 이상 먹는다.

공업용, 식용, 염료 등 다방면으로

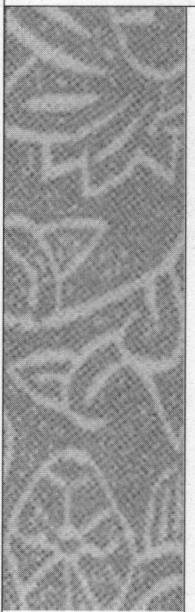

밤나무

잎은 어긋나며 곁가지에서는 2줄로 배열된다. 가장자리에 물결 모양의 톱니가 있고 끝이 뾰족하다. 17~25쌍의 측맥이 있다. 꽃은 6~7월에 이삭 모양의 엷은 황갈색으로 핀다. 수꽃은 새 가지의 잎겨드랑이에서 곧게 달리고 암꽃은 그 밑 부분에서 보통 3개씩 모여 달린다. 나무껍질은 짙은 갈색이며 세로로 갈라지고 잔가지는 자줏빛이 도는 적갈색을 띠고 있다. 공업용, 사방용, 식용, 약용, 염료 등 다방면으로 이용된다. 약으로 쓸 때는 탕으로 하거나 생식하며 굽거나 쪄서도 먹는다. 주로 순환계, 피부과 질환 등을 다스린다.

- 강장 보호 : 밤 50~80g을 1회분 기준으로 1일 2~3회씩 10일 이상 생식한다.
- 건비위 : 밤 35~50g을 1회분 기준으로 1일 2~3회씩 1주일 정도 생식한다.
- 근골통 : 밤 80~100g을 1회분 기준으로 1일 2~3회씩 10일 이상 공복에 생식한다.
- 대머리 : 밤송이 가시 태운 재를 참기름에 개어서 1일 4~5회씩

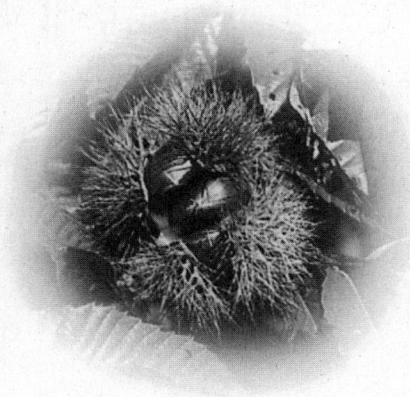

두피를 마사지한다.

■ 두드러기 : 밤껍질 100g을 1회분 기준으로 달여서 3회 정도 복용하거나 그 물을 환
부에 바른다.

■ 생인손 : 밤송이를 달여 그 물에 환부를 자주 담근다.

■ 어혈 : 밤 50~60g을 1회분 기준으로 10회 정도 생식한다.

■ 출혈 : 밤 60~100g을 1회분 기준으로 달이거나 생식으로 1일 2~3회씩 4~5
일 복용한다.

■ 치은염 : 밤을 매일 거르지 말고 5일 이상 양껏 생식한다.

■ 하혈 : 밤을 매끼마다 3~4일 양껏 생식한다.

■ 혈변 : 밤을 적당량 매끼 생식하거나 삶아서 3~4일 그 물을 복용한다.

■ 화상 : 생밤을 입으로 씹어서 5회 이상 환부에 갈아 붙인다.

둥근 열매가 붉게 익는다

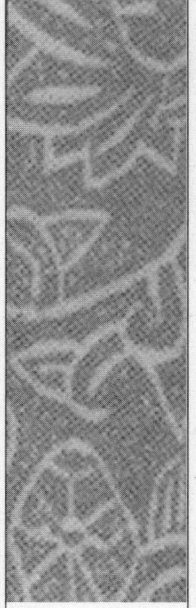

뱀딸기

잎은 어긋나며 잎자루가 길고 3개의 작은 잎으로 갈라진다. 계란형 또는 계란 모양의 타원형으로 가장자리에 톱니가 있고 끝이 둔하다. 4~5월에 노란색의 꽃이 잎겨드랑이에서 1개씩 달려 핀다. 열매는 6~8월에 붉게 익는다. 줄기가 옆으로 뻗으며 번식을 한다. 거친 털이 있고 마디마다 새싹을 낸다. 식용, 약용으로 이용된다. 약으로 쓸 때는 주로 탕으로 하여 사용한다. 주로 피부과, 호흡기, 순환계 질환 등을 다스린다.

- 각혈 : 온포기 3~5g을 1회분 기준으로 달여서 1일 1~2회씩 2~3일 복용한다.
- 감기 : 온포기 2~3g을 1회분 기준으로 달여서 1일 2~3회씩 2~3일 복용한다.
- 당뇨 : 온포기 4~5g을 1회분 기준으로 달여서 1일 2~3회씩 20일 이상 복용한다.
- 동상 : 생즙을 내서 4~5회 환부를 충분히 담근다.
- 생리통 : 온포기 4~5g을 1회분 기준으로 달여서 2~3회 복용한다.

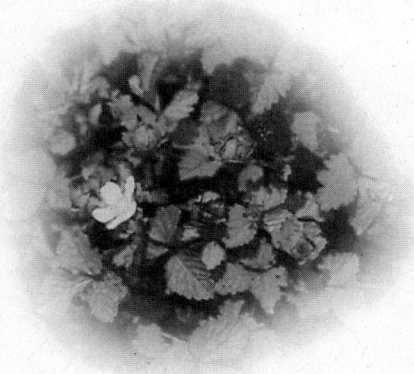

■ 설사 : 온포기 4~5g을 1회분 기준으로 달여서 2~3회 복용한다.

■ 암 : 온포기 4~5g을 1회분 기준으로 달여서 1일 2회씩 10일 이상 복용한다.

■ 월경 이상 : 온포기 4~5g을 1회분 기준으로 달여서 1일 2~3회씩 1주일 정도 복용
한다.

■ 위염 : 온포기 4~5g을 1회분 기준으로 달여서 1일 2~3회씩 3~4일 복용한다.

■ 중풍 : 온포기 4~5g을 1회분 기준으로 달여서 1일 2~3회씩 1주일 이상 복용한다.

■ 천식 : 온포기 4~5g을 1회분 기준으로 달여서 1일 2~3회씩 1주일 정도 복용한다.

■ 타박상 : 온포기를 진하게 삶아서 그 물로 10회 이상 환부를 닦는다.

■ 피부염 : 온포기 4~5g을 1회분 기준으로 달여서 1일 2~3회씩 4~5일 복용한다.

■ 혈액 순환 : 온포기 4~5g을 1회분 기준으로 달여서 1일 2~3회씩 1주일 정도 복용
한다.

■ 화상 : 온포기 4~5g을 1회분 기준으로 달여서 3~4회 복용하면서 그 물로 5회 이
상 환부를 씻는다.

열매를 버찌라고 하는데

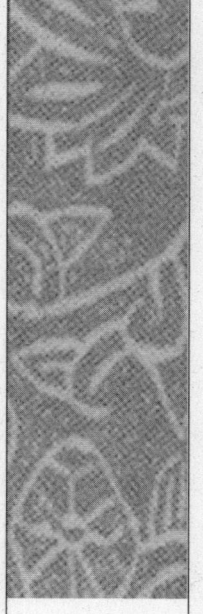

벚나무

    잎은 어긋나며 타원형 또는 계란 모양의 타원형으로 끝이 길고 뾰족하며 가장자리에 잔톱니가 있다. 뒷면이 은백색의 비늘 조각으로 덮여 있다. 꽃은 4~5월에 잎보다 먼저 엷은 홍색 또는 흰색으로 피는데 2~5개가 잎겨드랑이에 달려 있다. 관상용, 약용, 식용으로 이용된다. 열매를 버찌라고 하는데 약간 떫은 맛이 있으나 식용한다. 약으로 쓸 때는 주로 탕으로 하여 사용한다. 주로 피부과, 호흡기 질환 등을 다스린다.

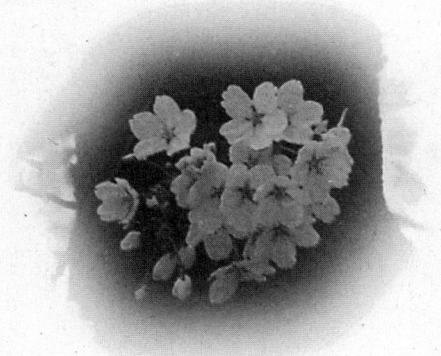

■ 각기 : 나무껍질 또는 열매 6~12g을 1회분 기준으로 달여서 1일 2회 정도씩 2~3 일 복용한다.

■ 경기(驚氣) : 나무껍질 6~8g 또는 열매 20~25g을 1회분 기준으로 달여서 1일 2~3회씩 1주일 정도 복용한다. 열매는 생식할 수 있다.

■ 대하증 : 나무껍질 6~8g 또는 익은 열매 20~25g을 1회분 기준으로 1일 2~3 회씩 4~5일, 나무껍질은 달여서 복용하고 익은 열매는 생식한다.

■ 치은염 : 나무껍질 6~8g 또는 익은 열매 20~25g을 1회분 기준으로 1일 2~3 회씩 3~4일, 나무껍질은 달여서 복용하고 익은 열매는 생식한다.

■ 치통 : 나무껍질 6~8g을 1회분 기준으로 달여서 4~5회 복용한다.

아시아의 주식 곡물

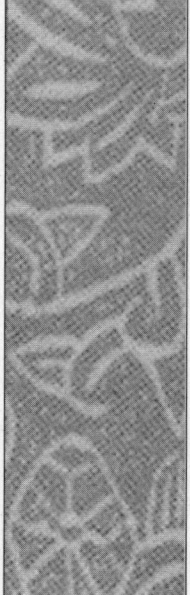

벼

잎은 어긋나며 전체적으로 좁고 길며 끝이 뾰족하다. 꽃은 7~8월에 줄기의 맨 끝에 흰색으로 핀다. 열매는 9~10월에 긴 타원형으로 익는다. 줄기는 속이 비어 있고 몇 개의 마디가 있다. 아시아의 주식 곡물인데 열매의 껍질을 벗긴 것이 쌀이다. 공업용, 식용 등으로 널리 이용된다. 약으로 쓸 때는 주로 탕으로 하여 사용한다. 주로 순환계 질환, 음식물 체증 등을 다스린다.

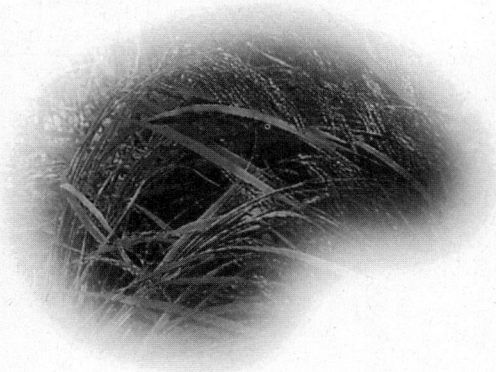

■ 건비위 : 볏짚 6~8g을 1회분 기준으로 달여서 1일 2~3회씩 2일 정도 복용한다.
  단, 볏짚은 바싹 마르지 않은 것, 공해가 없는 것을 골라 깨끗이 씻어서 달여야 한다.

■ 발한(發汗) : 볏짚 6~8g을 1회분 기준으로 달여서 2~3회 복용한다.

■ 산후 복통 : 볏짚 6~8g을 1회분 기준으로 달여서 5~6회 복용한다.

■ 현기증 : 볏짚 6~8g을 1회분 기준으로 달여서 1일 2~3회씩 3~4일 복용한다.

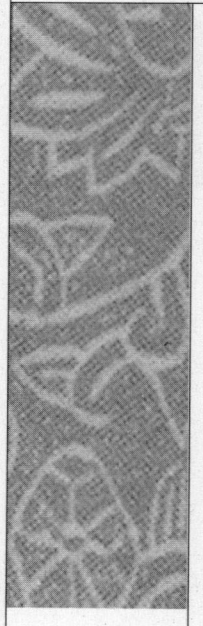

벼메뚜기

　성체의 몸 빛깔은 황록색, 머리와 가슴은 황갈색이고 양 옆에 갈색의 세로줄이 있다. 날개는 황갈색이고 배 끝보다 길게 뻗어 있으며 뒷다리는 발달하여 잘 뛸 수 있다. 흙덩 어리 사이의 땅속에 낳은 긴 타원형의 알로 월동하여 6월경 에 부화해서 땅위에 나타난다. 고온 건조한 해에 많이 발생 한다. 식용할 때는 통째로 볶거나 구워서 먹는다. 약으로 쓸 때는 탕으로 하여 사용한다. 주로 호흡기 질환 등을 다스리 며 건강 생활에 유익하다.

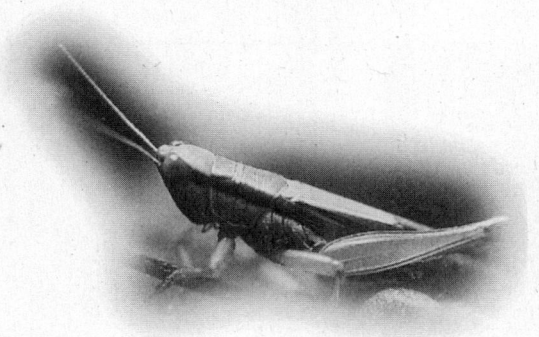

■ 감기 : 벼메뚜기 30~50g을 1회분 기준으로 흑설탕 1스푼을 넣고 달여서 1일 2~3회씩 2~3일 복용한다.

■ 경기(驚氣) : 벼메뚜기 45~50g을 1회분 기준으로 달여서 1일 2~3회식 4~5일 복용한다.

■ 백일해 : 벼메뚜기 40~50g을 1회분 기준으로 달여서 1일 2~3회씩 3~4일 복용한다.

■ 파상풍 : 벼메뚜기 40~50g을 1회분 기준으로 달여서 1일 2~3회씩 3~4일 복용한다.

■ 허약 체질 : 벼메뚜기 40~50g을 1회분 기준으로 달여서 10회 이상 복용한다.

일어서는 성질은 밀보다 강해

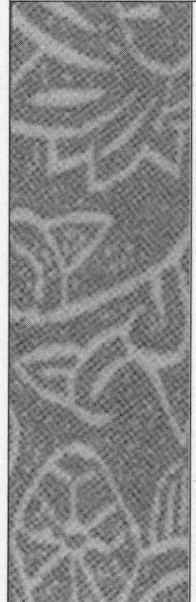

보리

　잎은 어긋나고 겉이 매끄러우며 평행맥이 있고 뒤로 젖혀지지 않는다. 꽃은 5~6월에 줄기 위에 긴 수염을 달고 핀다. 6~7월에 푸른 열매가 누렇게 익는데 이 열매를 보리라 한다. 줄기는 곧고 가지가 없으며 속이 비어 있다. 보리의 줄기는 밀보다 약해서 넘어지기 쉽지만 넘어진 뒤에 일어서는 성질은 밀보다 강하다. 약으로 쓸 때는 주로 탕으로 하여 엿기름은 겉보리를 물에 담가 싹을 틔워 말려두고 사용한다. 주로 건위식으로 이용하는데 각종 음식물 체증을 다스린다.

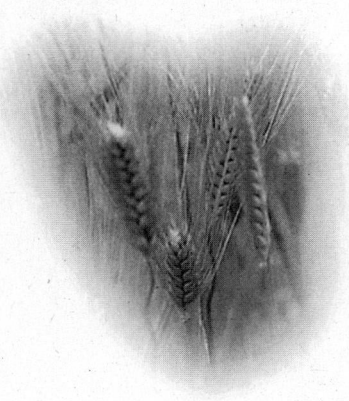

■ 각기 : 겉보리 10~15g을 1회분 기준으로 푹 삶아서 그 물을 1일 2회씩 3일 정도 공복에 복용한다. 보리밥을 먹는 것도 좋다.

■ 강장 보호 : 겉보리 13~15g을 1회분 기준으로 삶아서 그 물을 1일 2~3회씩 1주일 이상 공복에 복용한다.

■ 구토 : 겉보리 10~15g을 1회분 기준으로 달여서 4~5회 복용한다.

■ 마른버짐 : 겉보리를 푹 삶아서 그 물로 10회 이상 환부를 씻어낸다.

■ 무좀 : 맥아분을 탄 물에 3~5회 환부를 담근다.

■ 소화불량 : 겉보리 12~15g을 1회분 기준으로 달여서 1일 2~3회씩 10일 정도 복용한다.

■ 위궤양 : 겉보리 12~15g을 1회분 기준으로 달여서 1일 2~3회씩 1주일 정도 복용한다.

열매는 술을 담가 사용

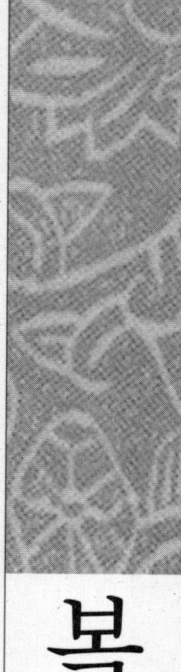

복숭아나무

　관상용, 공업용, 식용, 약용으로 이용된다. 약으로 쓸 때는 탕으로 하거나 알약, 가루약으로 하여 사용한다. 열매는 술을 담가 사용하기도 한다. 주로 이비인후과, 부인과 질환 등을 다스린다. 독성은 없고, 잎과 잔가지는 5~8월, 씨앗은 7~8월에 얻는다. 씨앗의 알맹이는 많이 쓰면 좋지 않다.

- 각기 : 씨껍질을 벗긴 알맹이 3~4g을 1회분 기준으로 달여서 1일 2~3회씩 3일 정도 복용한다.
- 감기 : 씨껍질을 벗긴 알맹이 3~4g을 1회분 기준으로 달이거나 산제로 하여 1일 2~3회씩 2~3일 복용한다.
- 고운 살결을 원할 때 : 씨껍질을 벗긴 알맹이를 곱게 갈아서 물로 갠 다음 1일 1~2회씩 4~5일 마사지한다.
- 곽란(癨亂) : 씨껍질을 벗긴 알맹이 3~4g을 1회분 기준으로 달여서 1~2회 복용한다.
- 구충 : 씨껍질을 벗긴 알맹이 3~4g을 1회분 기준으로 달여서 2~3회 복용한다.
- 기관지염 : 씨껍질을 벗긴 알맹이 3~4g을 1회분 기준으로 달이거나 산제로 하여 7~8회 복용한다.

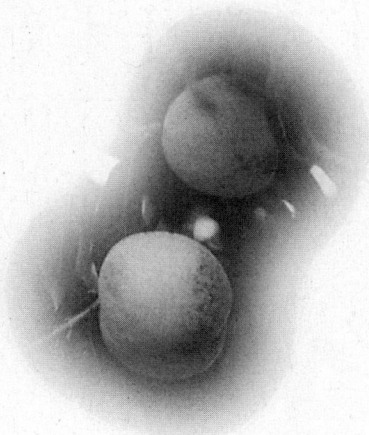

■ 다래끼 : 씨 3∼4g을 1회분 기준으로 달여서 1일 2∼3회씩 3∼4일 복용하면서 그 물로 환부를 자주 씻어낸다.

■ 동통(몸이 몹시 쑤시고 아픈 증세) : 씨껍질을 벗긴 알맹이 3∼4g을 1회분 기준으로 달여서 5∼6회 복용한다.

■ 마른버짐 : 잎을 짓이겨 10회 이상 환부에 갈아 붙인다.

■ 생리통 : 씨껍질을 벗긴 알맹이 3∼4g을 1회분 기준으로 달여서 2∼3회 복용한다.

■ 습진 : 잎을 삶아서 그 물로 5회 이상 환부를 닦아준다.

■ 여드름 : 잎의 생즙을 내어 그 물을 10회 이상 얼굴에 바른다.

■ 열병 : 씨껍질을 벗긴 알맹이 3∼4g을 1회분 기준으로 달여서 1일 2∼3회씩 4∼5일 복용한다.

■ 자궁 출혈 : 씨껍질을 벗긴 알맹이 3∼4g을 1회분 기준으로 달여서 3∼4회 복용한다.

■ 주근깨 : 잎 또는 줄기를 달여서 그 물로 10회 이상 얼굴을 씻어낸다.

■ 치은염 : 씨껍질을 벗긴 알맹이 3∼4g을 1회분 기준으로 달이거나 환제 또는 산제로 하여 1일 2∼3회씩 4∼5일 복용한다. 복용중에 삽주를 금한다.

■ 편도선염 : 씨껍질을 벗긴 알맹이 3∼4g을 1회분 기준으로 달이거나 환제 또는 산제로 하여 1일 2∼3회씩 3∼4일 복용한다. 복용중에 삽주를 금한다.

잎과 꽃을 따서 손톱에 물을 들이기도

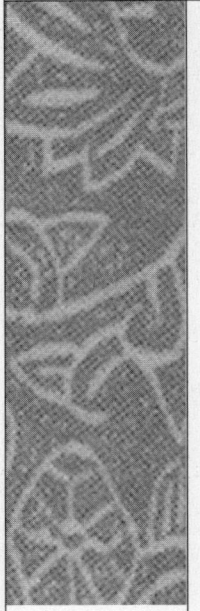

봉선화

잎은 어긋나고 잎자루가 있으며 끝이 날카롭고 톱니가 있다. 잎자루에 작은 선이 있다. 꽃은 7~8월에 잎겨드랑이에서 나온 2~3개의 꽃꼭지 끝에 적색, 백색, 황색, 분홍색 등의 꽃이 아래로 드리워져 핀다. 잎과 꽃을 따서 손톱에 물을 들이기도 한다. 약으로 쓸 때는 탕으로 하여 사용한다. 뼈가 단단한 생선에 씨앗 3~4개를 넣고 요리하면 완전히 물러진다. 주로 운동계, 순환계 질환과 각종 생선 체증을 다스린다. 그러나 극약성이어서 30개 이상을 먹으면 치사량이 되므로 주의해야 한다.

- 간질 : 뿌리 4~6g 또는 씨 1~3g을 1회분 기준으로 달여서 1일 2회씩 2~3일 복용한다.
- 관절염 : 씨 2~3g 또는 뿌리 4~5g을 1회분 기준으로 달여서 1일 2~3회씩 1주일 정도 복용한다.
- 매독 : 씨 2~3g 또는 뿌리 4~5g을 1회분 기준으로 달여서 1일 2~3회씩 3~4일 복용한다.
- 습진 : 씨 또는 뿌리를 달여서 그 물로 5회 이상 환부를 닦아준다.
- 여드름 : 꽃의 생즙을 내어 그 물을 10회 이상 얼굴에 바른다.

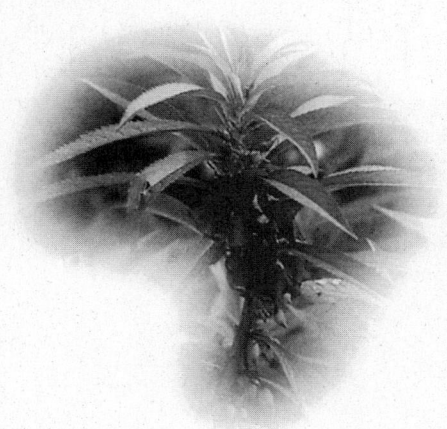

■ 타박상 : 온포기를 달여서 그 물을 10회 이상 환부에 바른다.

■ 편도선염 : 씨 2~3g 또는 뿌리 4~5g을 1회분 기준으로 달여서 1일 2회씩 3~4 일 복용한다.

■ 혈액 순환 : 씨 2~3g 또는 뿌리 4~5g을 1회분 기준으로 1일 2~3회씩 1주일 정 도 복용한다.

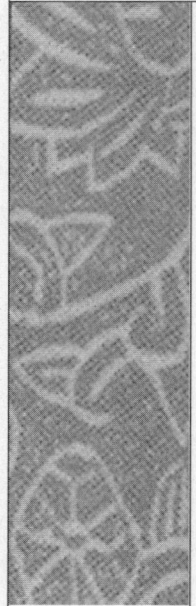

부추

잎은 비늘줄기에서 모여나며 평평하고 육질이다. 7~8월에 잎 사이에서 꽃줄기가 자라 그 끝에 흰색의 작은 꽃이 핀다. 8~9월에 심장형의 열매가 익으면 터져서 6개의 까만 씨가 나온다. 식용, 약용 등으로 이용된다. 약으로 쓸 때는 탕으로 하며 뿌리와 씨앗은 술을 담가서도 사용한다. 주로 비뇨기, 신경계 질환 등을 다스리며 해독 작용에도 효험이 있다.

- 강장 보호 : 뿌리 15~20g을 1회분 기준으로 달여서 1일 2~3회씩 1주일 이상 복용한다. 술로 담가서도 복용한다.
- 강정제 : 뿌리 15~20g 또는 씨 5~6g을 1회분 기준으로 달여서 1일 2~3회씩 1주일 이상 복용한다. 술로 담가서도 복용한다.
- 무좀 : 뿌리를 진하게 달여서 그 물에 4~5회 환부를 담근다.
- 설사 : 뿌리 15~20g 또는 씨 5~6g을 1회분 기준으로 달여서 2~3회 복용한다.
- 심장병 : 뿌리 15~20g 또는 씨 5~6g을 1회분 기준으로 달여서 1주일 이상 복용한다.
- 야뇨 : 온포기 25~30g 또는 뿌리 15~20g을 1회분 기준으

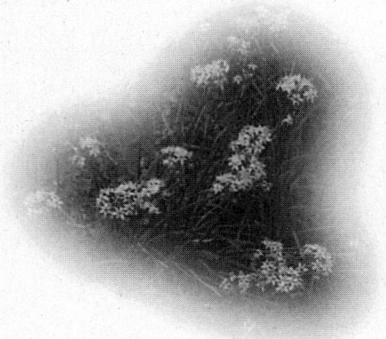

로 다여서 3~4회 복용한다.

■ 천식 : 뿌리 15~20g 또는 시 5~6g을 1회분 기준으로 달여서 1일 2~3회씩 1주 정도 복용한다.

■ 홍역 : 온포기 25~30g 또는 뿌리 15~20g을 1회분 기준으로 달여서 1일 2~3 회씩 4~5일 복용한다.

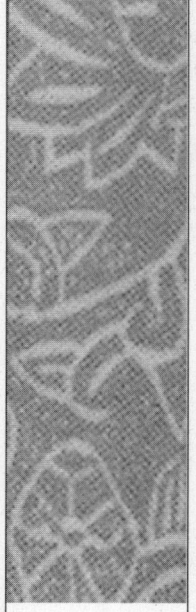

뽕나무

잎은 어긋나며 계란형 또는 타원형이고 3~5개로 갈라지는데 끝이 뾰족하고 가장자리에 둔한 톱니가 있다. 3~5쌍의 맥이 있고 자르면 유즙이 나온다. 꽃은 5~6월에 잎겨드랑이에서 황록색의 이삭 모양으로 피는데 꽃부리가 없다. 양잠, 공업용, 약용 등으로 이용된다. 약으로 쓸 때는 탕, 환제, 산제로 하여 사용하며 열매는 술을 담근다. 주로 소화기, 순환계, 신경계, 호흡기 질환 등을 다스린다.

- 각기 : 뿌리껍질 5~8g을 1회분 기준으로 달여서 1일 2~3회씩 2~3일 복용한다. 술로 담가서도 복용한다. 복용중에 쇠붙이 도구를 쓰면 안 된다.
- 감기 : 뿌리 6~8g을 1회분 기준으로 달여서 1일 2~3회씩 2~3일 복용한다. 복용중에 쇠붙이 도구를 쓰면 안 된다.
- 고운 살결을 원할 때 : 잔가지를 푹 달여서 그 물로 1일 2~3회씩 1주일 정도 얼굴에 바른다.
- 고혈압 : 뿌리껍질 4~6g을 1회분 기준으로 달여서 1일 2~3회씩 1주일 정도 복용한다. 복용중에 쇠붙이 도구를 쓰면 안 된다.
- 기관지염 : 뿌리 4~6g을 1회분 기준으로 달여서 5~6회 복용한다.

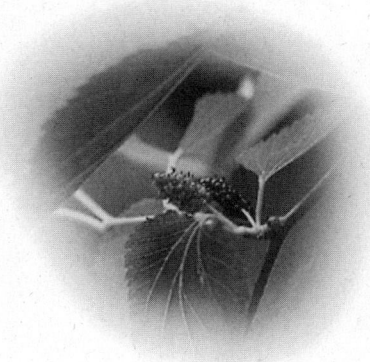

- 뇌일혈 : 뿌리 4~6g을 1회분 기준으로 달여서 1일 2~3회씩 4~5일 복용한다.
- 당뇨 : 뿌리껍질 4~6g 또는 열매 20~30g을 1회분 기준으로 1일 2~3회씩 20일 정도, 뿌리껍질은 달여서 복용하고 열매는 생식한다. 열매는 술로 담가서도 복용한다.
- 불면증 : 뿌리껍질 4~6g을 1회분 기준으로 달여서 1일 2~3회씩 4~5일 복용한다.
- 비만 : 뿌리 5~6g을 1회분 기준으로 달여서 1일 3회씩 1주일 이상 복용한다.
- 심장병 : 뿌리 4~6g을 1회분 기준으로 달여서 1일 2회씩 1주일 정도 복용한다.
- 중풍 : 뿌리 5~6g을 1회분 기준으로 달여서 1일 2~3회씩 1주일 이상 복용한다. 술로 담가서도 복용한다. 복용중에 쇠붙이 도구를 쓰면 안 된다.
- 촌충 : 뿌리껍질 4~6g을 1회분 기준으로 달여서 3회 정도 복용한다.
- 타박상 : 뿌리 4~6g을 1회분 기준으로 달여서 5~6회 복용하면서 그 물을 환부에 바른다.
- 토사곽란 : 열매 25~30g을 1회분 기준으로 3~5회 생식한다. 술로 담가서도 복용한다.
- 편두통 : 잔가지 또는 뿌리 6~8g을 1회분 기준으로 달이거나 환제 또는 산제로 하여 1일 2~3회씩 1주일 정도 복용한다. 술로 담가서도 복용한다. 복용중에 쇠붙이 도구를 쓰면 안 된다.
- 폐결핵 : 뿌리 4~6g을 1회분 기준으로 달이거나 환제 또는 산제로 하여 1일 2~3회씩 10일 정도 복용한다. 술로 담가서도 복용한다. 복용중에 쇠붙이 도구를 쓰면 안 된다.

두꺼운 잎이 마주나며

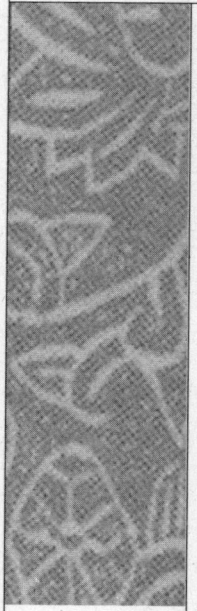

사철나무

두꺼운 잎이 마주나며 가장자리에는 가늘고 뾰족한 톱니가 있다. 잎자루가 짧고 표면은 반들반들하다. 꽃은 6~7월에 연한 녹색 또는 녹백색으로 잎겨드랑이에서 많이 달려 핀다. 9~11월에 둥근 열매가 익는데 3~4개로 갈라져 아름다운 등적색의 껍질로 둘러싸인 씨앗이 나온다. 가지는 빽빽하며 녹색이다. 관상용, 공업용, 식용, 약용 등으로 이용된다. 약으로 쓸 때는 주로 탕으로 하여 사용한다. 주로 운동계, 신경계, 순환계 질환 등을 다스린다.

- 강장 보호 : 나무껍질 3~5g을 1회분 기준으로 달여서 1일 2~3회씩 1주일 이상 복용한다.
- 관절염 : 나무껍질 또는 뿌리 4~5g을 1회분 기준으로 달여서 1일 2~3회씩 10일 정도 복용한다.
- 관절통 : 잔가지 또는 뿌리 3~5g을 1회분 기준으로 달여서 1일 2~3회씩 1주일 정도 복용한다.
- 발한(發汗) : 나무껍질 또는 뿌리 4~5g을 1회분 기준으로 달여서 2~3회 복용한다.
- 신경통 : 나무껍질 또는 뿌리 4~5g을 1회분 기준으로 달여서 1

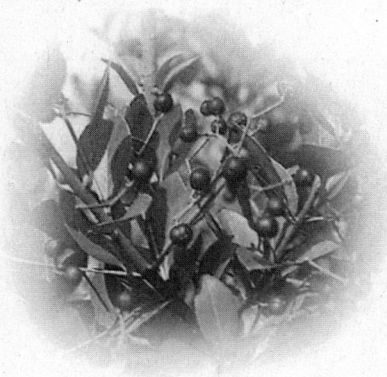

일 2~3회씩 1주일 정도 복용한다.

■ 요통 : 나무껍질 또는 뿌리껍질 4~5g을 1회분 기준으로 달여서 1일 2~3회씩 1주일 이상 복용한다.

■ 월경 이상 : 나무껍질 또는 뿌리 4~5g을 1회분 기준으로 달여서 1일 2~3회씩 5~6일 복용한다.

■ 혈액 순환 : 나무껍질 또는 뿌리 4~5g을 1회분 기준으로 달여서 1일 2~3회씩 1주일 정도 복용한다.

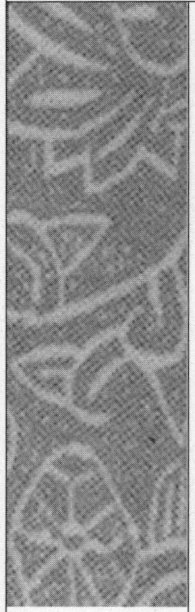

살구나무

　잎은 어긋나며 넓은 계란형 또는 넓은 타원형으로 끝이 뾰족하고 가장자리에 잔톱니가 있다. 양면에 털이 없다. 꽃은 4월에 잎보다 먼저 연분홍색으로 피는데 꽃자루가 거의 없다. 열매는 6~7월에 둥근 열매가 노란색 또는 적황색으로 익는다. 관상용, 공업용, 식용, 약용으로 이용된다. 약으로 쓸 때는 탕을 하거나 산제로 하여 사용한다. 주로 이비인후과, 호흡기 질환 등을 다스리며 각종 체증을 풀어준다.

■ 각기 : 씨껍질을 벗긴 알맹이 2~4g을 1회분 기준으로 달여서 1일 2~3회씩 2~3일 복용한다. 복용중에 황기, 황금, 칡, 쇠붙이 도구를 금한다.

■ 거담 : 씨껍질을 벗긴 알맹이 3~4g을 1회분 기준으로 달여서 1일 2~3회씩 4~5일 복용한다. 복용중에 황금, 황기, 칡, 쇠붙이 도구를 금한다.

■ 광견병 : 씨껍질을 벗긴 알맹이 3~4g을 1회분 기준으로 달여서 1일 2~3회씩 1주일 이상 복용한다. 복용중에 황기, 황금, 칡, 쇠붙이 도구를 피한다.

■ 구내염 : 씨껍질을 벗긴 알맹이 3~4g을 1회분 기준으로 달여서

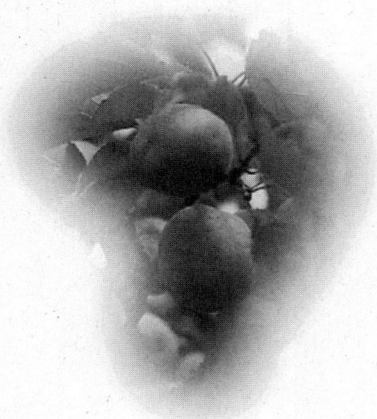

1일 2~3회씩 1주일 이상 복용한다. 복용중에 황기, 황금, 칡, 쇠붙이 도구를 금한다.

■ 기관지염 : 씨껍질을 벗긴 알맹이 3~4g을 1회분 기준으로 달이거나 산제로 하여 5~6회 복용한다. 복용중에 황기, 황금, 칡, 쇠붙이 도구를 금한다.

■ 당뇨 : 씨껍질을 벗긴 알맹이 3~4g을 1회분 기준으로 달여서 1일 2~3회씩 10일 이상 복용한다. 복용중에 황기, 황금, 칡, 쇠붙이 도구를 금한다.

■ 두통 : 씨껍질을 벗긴 알맹이 3~4g을 1회분 기준으로 다여서 1일 2~3회씩 2~3일 복용한다. 복용중에 황금, 황기, 칡, 쇠붙이 도구를 금한다.

■ 암 : 씨껍질을 벗긴 알맹이 3~4g을 1회분 기준으로 달여서 1일 2~3회씩 1주일 이상 복용한다. 복용중에 칡, 황금, 황기, 쇠붙이 도구를 금한다.

■ 중이염 : 씨껍질을 벗긴 알맹이 2~3개에 파를 같이 넣고 짓찧어 환부에 끼워넣는다.

■ 폐렴 : 씨껍질을 벗긴 알맹이 3~4g을 1회분 기준으로 달이거나 산제로 하여 1일 2~3회씩 4~5일 복용한다. 복용중에 칡, 황금, 황기, 쇠붙이 도구를 금한다.

잎을 따서 쌈을 싸 먹는다

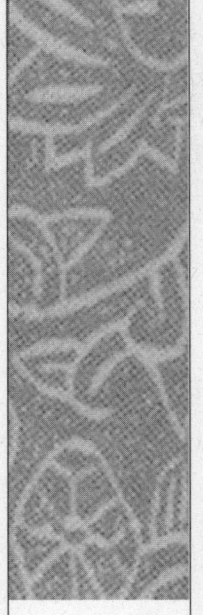

상추

　　잎과 줄기를 자르면 하얀 유즙이 나온다. 식용, 약용, 사료용으로 이용된다. 여름에 꽃줄기가 나오기 전에 잎을 따서 쌈을 싸 먹는다. 약으로 쓸 때는 주로 생즙을 내서 사용한다. 뱀독을 풀어 주고 불면증에 효험이 있다. 많이 먹어도 좋다. 3~8월에 흔히 구할 수 있다.

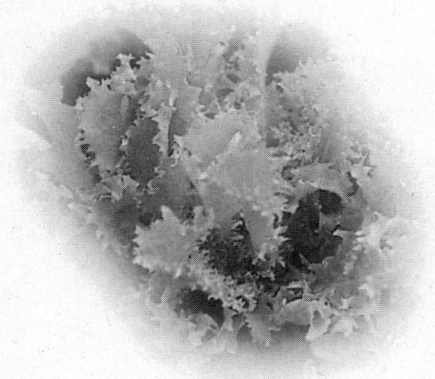

■ 건위(기력이 약하고 손발이 차고 소화가 잘 안 되는 위약 체질) : 온포기 15～20g을 1회분 기준으로 생즙을 내어 1일 2～3회씩 1주일 이상 복용한다.

■ 경기(驚氣) : 온포기 15～20g을 1회분 기준으로 생즙을 내서 1일 2～3회씩 10일 이상 복용한다.

■ 두드러기 : 온포기 20g 정도를 생즙을 내서 3～5회 복용한다.

■ 발한(發汗) : 온포기 20g을 1회분 기준으로 생즙을 내서 2～3회 복용한다.

■ 뱀에 물렸을 때 : 온포기 생즙을 내서 환부를 씻거나 담근다.

■ 산모의 젖이 잘 나오지 않을 때 : 온포기 15～20g을 1회분 기준으로 생즙을 내어 1일 2～3회씩 1주일 정도 복용한다.

■ 부스럼 : 온포기 생즙을 5회 이상 환부에 바른다.

■ 최면(잠이 잘 오도록 하기 위한 방법) : 온포기 20g을 1회분 기준으로 생즙을 내서 2～3회 저녁에 복용한다(쑥갓으로도 가능).

황록색의 잔꽃이

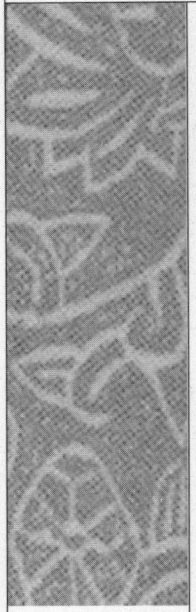

생강

잎은 두 줄로 어긋나고 끝이 뾰족하고 좁아 대나무잎처럼 생겼다. 밑 부분이 긴 잎집으로 된다. 보통은 꽃이 안 피지만 따뜻한 곳에서는 7~8월에 뿌리줄기에서 꽃줄기가 나와 황록색의 잔꽃이 핀다. 식용, 약용, 향료로 이용된다. 약으로 쓸 때는 생으로 탕을 하거나 술을 담가 사용한다. 주로 호흡기, 소화기 질환 등을 다스리며 건위제로서 효험이 있다.

- 감기 : 생강 5g+곶감 2~3개를 2회분 기준으로 달여서 1일 3~4회 복용한다. 생강 10g+작약꽃잎 5g을 1회분 기준으로 달여서 1일 5회씩 2일 정도 복용한다. 생강 5g+마늘 10g+흑설탕 15g을 1회분 기준으로 달여서 3~5회 복용한다. 복용중에 황련이나 하늘타리를 금한다.
- 거담 : 뿌리줄기 5~6g을 1회분 기준으로 달여서 1일 2~3회씩 4~5일 복용한다. 술로 담가서도 복용한다.
- 곽란(癨亂) : 덩이뿌리 4~6g을 1회분 기준으로 달여서 1일 2회 정도 복용한다. 술로 담가서도 복용한다.
- 광견병 : 덩이뿌리 4~6g을 1회분 기준으로 달여서 1일 2~3회씩 10일 정도 복용한다. 술로 담가서도 복용한다. 복용중에 황련,

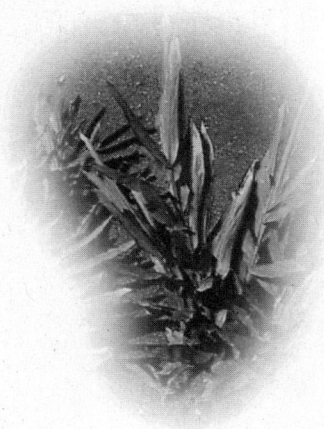

하늘타리를 금한다.

■ 기관지염 : 덩이뿌리 4~6g을 1회분 기준으로 달여서 5~6회 복용한다.

■ 기침 : 생강 6g+갱엿 30g을 1회분 기준으로 달여서 5~6회 복용한다.

■ 대하증 : 덩이뿌리 4~6g을 1회분 기준으로 달여서 1일 2~3회씩 4~5일 복용한다. 술로 담가서도 복용한다. 복용중에 황련, 하늘타리를 금한다.

■ 딸꾹질 : 덩이뿌리 3~6g을 1회분 기준으로 달여서 2~3회 복용한다. 술로 담가서도 복용한다.

■ 발한(發汗) : 덩이뿌리 3~8g을 1회분 기준으로 달이거나 말려서 1일 2~3회씩 1~2일 복용한다. 복용중에 황련을 금한다.

■ 복막염 : 덩이뿌리 5~6g을 1회분 기준으로 달여서 1일 2~3회씩 1주일 이상 복용한다.

■ 중풍 : 덩이뿌리 5~6g을 1회분 기준으로 달여서 1일 2~3회씩 15일 이상 복용한다. 술로 담가서도 복용한다. 복용중에 황련, 하늘타리를 금한다.

■ 타박상 : 덩이뿌리 5~6g을 1회분 기준으로 달여서 5~6회 복용한다. 술로 담가서도 복용한다.

■ 토사곽란 : 덩이뿌리 5~6g을 1회분 기준으로 달여서 4~5회 복용한다. 술로 담가서도 복용한다.

■ 하혈 : 덩이뿌리 5~6g을 1회분 기준으로 달여서 1일 2~3회씩 3~4일 복용한다. 복용중에 황련, 하늘타리를 금한다.

■ 홍역 : 덩이뿌리 5~6g을 1회분 기준으로 달여서 1일 2~3회씩 4~5일 복용한다. 복용중에 황련, 하늘타리를 금한다.

껍질이 두껍고 둥근 열매가

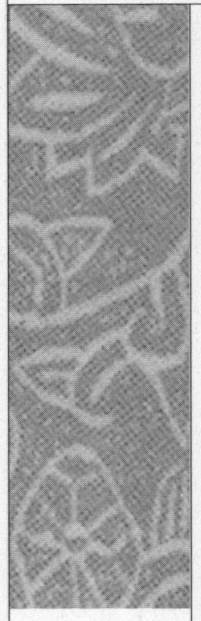

석 류 나 무

잎은 마주나며 가장자리가 밋밋하고 끝이 뾰족하다. 양면에 털이 없으며 표면에 광택이 있다. 꽃은 양성화이며 5~6월에 가지 끝이나 잎겨드랑이에 짙은 등홍색의 꽃이 1~5개씩 차례로 핀다. 9~10월에 껍질이 두껍고 둥근 열매가 황색 또는 황홍색으로 익는데 흔히 불규칙하게 째져서 연한 홍색의 투명한 씨를 드러낸다. 약으로 쓸 때는 탕으로 하거나 산제로 하며 술을 담가서도 사용한다. 주로 소화기, 이비인후과 질환 등을 다스리며 출혈에 효험이 있다.

- 곽란(癨亂) : 열매껍질 5~8g을 1회분 기준으로 달여서 1일 2회 정도 복용한다. 술로 담가서도 복용한다.
- 구내염 : 열매껍질 5~8g을 1회분 기준으로 달여서 1일 2~3회씩 1주일 이상 복용한다. 술로 담가서도 복용한다. 설탕에 재워두었다가 복용해도 된다.
- 대하증 : 열매껍질 6~8g을 1회분 기준으로 달여서 1일 2~3회씩 3~4일 복용한다. 또는 씨 25g+흑설탕 10g을 1회분 기준으로 생즙을 내서 1일 2~3회씩 3~4일 복용한다.
- 설사 : 열매 껍질 6~8g을 1회분 기준으로 달여서 2~3회 복용

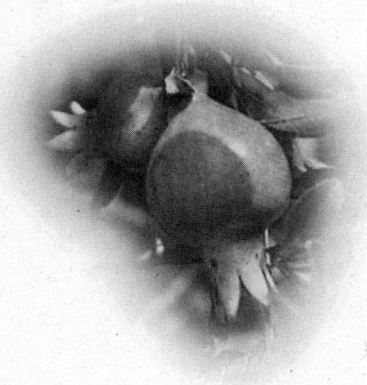

한다.

■ 십이지장충 : 열매껍질 5〜8g을 1회분 기준으로 달여서 3회 정도 복용한다.

■ 자궁내막염 : 열매껍질 6〜8g을 1회분 기준으로 달여서 1일 2〜3회씩 1주일 정도 복용한다.

■ 촌충 : 열매껍질 5〜8g을 1회분 기준으로 달여서 3회 정도 복용한다.

■ 치통 : 열매껍질 6〜8g을 1회분 기준으로 달여서 4〜5회 복용한다.

■ 토사곽란 : 열매껍질 5〜8g을 1회분 기준으로 달이거나 산제로 하여 3〜4회 복용한다.

■ 편도선염 : 열매껍질 6〜8g을 1회분 기준으로 달이거나 산제로 하여 1일 2〜3회씩 3〜4일 복용한다. 술로 담가서도 복용한다.

■ 혈변 : 석류껍질 6〜8g을 1회분 기준으로 달이거나 산제로 하여 4〜5회 복용한다.

■ 회충 : 열매껍질 5〜8g을 1회분 기준으로 달여서 3〜4회 복용한다.

육질이고 즙이 많다

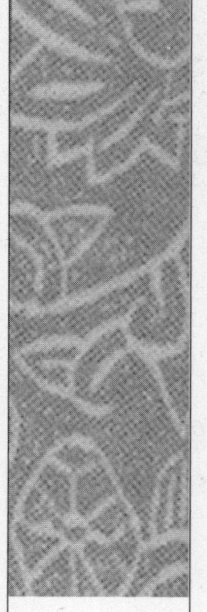

선인장

잎은 변태엽(變態葉)으로 가시 모양 또는 혹 모양을 하고 있다. 꽃은 여름에 줄기의 꼭대기나 옆에 하나씩 나오거나 또는 모여 달리는데 꽃꼭지가 있는 것과 없는 것이 있으며 붉은색, 노란색, 흰색의 깔때기 모양으로 핀다. 서양배 같은 모양의 열매를 맺는데 많은 씨앗이 들어 있으며 즙이 많아 식용한다. 줄기는 공, 원기둥, 원반 모양으로 다양하며 아래는 목질, 윗부분은 육질이고 즙이 많다. 약으로 쓸 때는 탕으로 하거나 생즙을 내서 먹는다. 주로 소화기, 호흡기, 이비인후과 질환 등에 효험이 있다.

- 늑막염 : 생즙 25~30g을 1회분 기준으로 1일 2~3회씩 5~7일 복용한다.
- 십이지장궤양 : 줄기 생즙 25~30g을 1회분 기준으로 달여서 1일 2~3회씩 1주일 정도 복용한다.
- 위궤양 : 줄기 생즙 25~30g을 1회분 기준으로 달여서 1일 2~3회씩 1주일 정도 복용한다.
- 천식 : 생즙 25~30g을 1회분 기준으로 1일 2~3회씩 1주일 정도 복용한다.

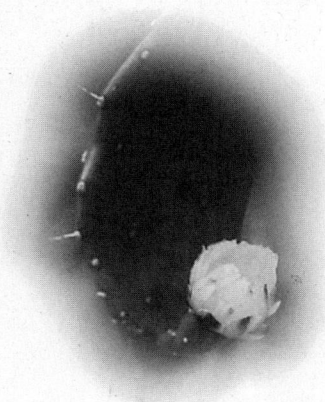

- 축농증 : 생즙 25~30g을 1회분 기준으로 1일 2~3회씩 4~5일 복용한다.
- 치질 : 생즙을 내어 1일 4~5회 이상씩 1주일 정도 환부에 바른다.
- 해열 : 온포기 25~30g을 1회분 기준으로 달이거나 생즙을 내어 4~5회 복용한다.
- 화상 : 줄기 생즙을 5회 이상 환부에 바른다.

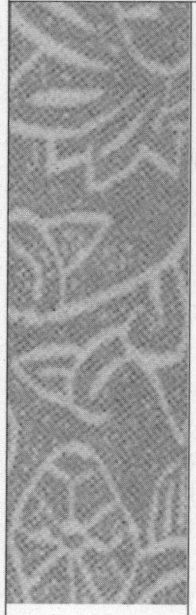

소나무

잎은 짧은 가지 위에 2개씩 달리고 바늘 모양이다. 밑부분은 잎집에 싸여 있다가 이듬해 가을에 잎집과 함께 떨어진다. 꽃은 4~5월에 피는데 수꽃이삭은 긴 타원형에 황색, 암꽃이삭은 새 가지의 끝에 1~2개가 계란형의 홍자색으로 달린다. 열매는 이듬해 9~11월에 계란 모양의 원추형 열매가 엷은 황갈색으로 익는데 씨앗에는 씨앗보다 3배나 큰 날개가 있다. 공업용, 관상용, 식용, 약용 등으로 이용된다. 약으로 쓸 때는 탕으로 하거나 산제로 하여 사용한다. 주로 순환계, 신경계 질환 등을 다스리며 오장보익에 효능이 있다.

- 강장 보호 : 잎 3~4g을 1회분 기준으로 달여서 1일 2~3회씩 10일 정도 복용한다. 술로 담가서도 사용한다.
- 강정제 : 햇순 3~4g을 1회분 기준으로 달여서 1일 2~3회씩 1주일 이상 복용한다. 술로 담가서도 복용한다.
- 고혈압 : 햇순 또는 잎 3~4g을 1회분 기준으로 달이거나 생즙을 내서 1일 2~3회씩 10일 이상 복용한다.
- 관절염 : 솔방울 2~3g을 1호분 기준으로 달여서 1일 2~3회씩

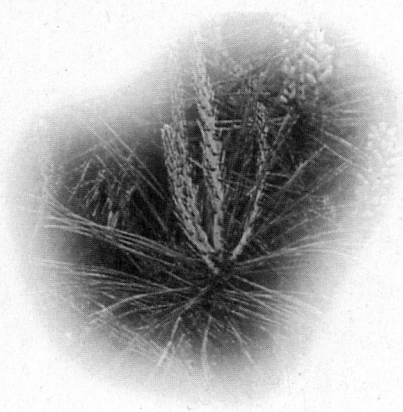

10일 정도 복용한다. 술로 담가서도 복용한다.

■ 구내염 : 햇순 또는 잎 3~4g을 1회분 기준으로 달여서 1일 2~3회씩 10일 정도 복용한다. 술로 담가서도 복용한다.

■ 구안와사 : 잎 또는 햇순 3~4g을 1회분 기준으로 달여서 2~3회 복용한다.

■ 구창(口瘡) : 햇순 3~4g을 1회분 기준으로 달여서 1일 2~3회씩 4~5일 복용한다. 술로 담가서도 복용한다.

■ 뇌일혈 : 잎 3~4g을 1회분 기준으로 달이거나 생즙을 내어 1일 2~3회씩 5~6일 복용한다.

■ 동맥경화 : 잎 3~4g을 1회분 기준으로 달이거나 생즙을 내서 1일 2~3회씩 1주일 정도 복용한다.

■ 설사 : 송진 1~2g을 1회분 기준으로 달여서 2~3회 복용한다.

■ 습진 : 잎 또는 송진을 달여서 그 물로 5회 이상 환부를 닦아준다.

■ 식욕 부진 : 솔잎 3~4g을 1회분 기준으로 생즙을 내서 1일 2~3회씩 1주일 이상 복용한다. 술로 담가서도 복용한다.

■ 요통 : 잎 3~4g을 1회분 기준으로 달이거나 생즙을 내어 1일 2~3회씩 1주일 정도 복용한다. 술로 담가서도 복용한다.

■ 위경련 : 잎이나 솔방울 3~4g을 1회분 기준으로 달여서 3~4회 복용한다.

■ 위염 : 솔방울 3~4g을 1회분 기준으로 달여서 1일 2~3회씩 4~5일 복용한다.

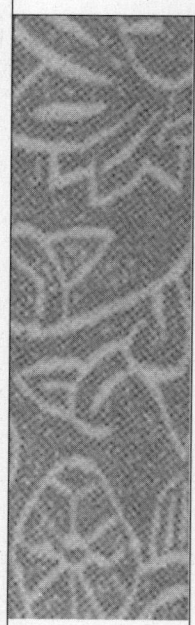

술로 담가서도 복용한다(만성).

■ 충치 : 송진을 달여서 그 물을 입에 오래 담고 있는다.

■ 치은염 : 솔잎 3~4g을 1회분 기준으로 달이거나 산제 또는 생즙
을 내어 1일 2~3회씩 4~5일 복용한다.

■ 치통 : 잎 3~4g을 1회분 기준으로 달이거나 생즙을 내서 4~5
회 복용한다.

■ 타박상 : 잎 3~4g을 1회분 기준으로 달이거나 생즙을 내서
5~6회 복용한다. 술로 담가서도 복용한다.

■ 풍 : 송진 2g을 1회분 기준으로 달이거나 산제로 하여 1일 2~3
회씩 4~5일 복용한다.

■ 피로 회복 : 잎 3~4g을 1회분 기준으로 달이거나 산제 또는 생
즙으로 1일 2~3회씩 1주일 이상 복용한다.

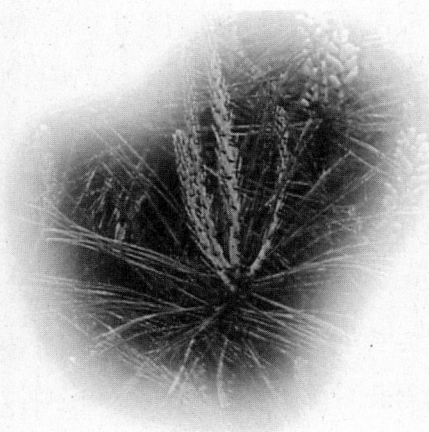

몸의 열을 풀어주는

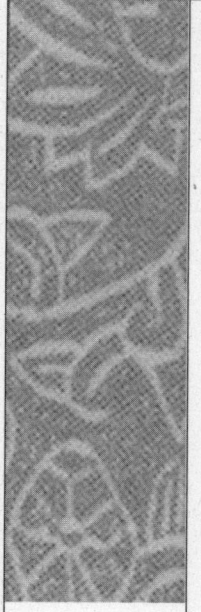

수국

잎은 마주나며 넓은 타원형 또는 계란형이다. 두껍고 윤이 나며 가장자리에 톱니가 있고 끝이 뾰족하다. 꽃은 암술이 퇴화된 중성화이다. 6~7월에 줄기 끝에서 둥근 꽃이 핀다. 처음에는 연한 자줏빛이던 것이 하늘빛으로 되었다가 다시 연한 홍색으로 변한다. 나무껍질은 회색이고 땅의 윗부분만 겨울에 말라 죽는다. 관상용으로 널리 재배한다. 약으로 쓸 때는 주로 탕으로 하여 사용한다. 주로 비뇨기 질환 등을 다스리며 몸의 열을 풀어준다.

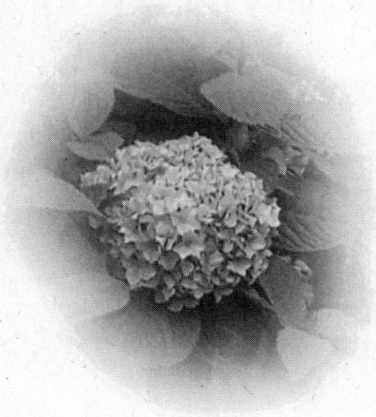

■ 강심제 : 온포기 또는 뿌리 4~6g을 1회분 기준으로 달여서 1일 2~3회씩 2~3일
복용한다.

■ 당뇨 : 온포기 또는 뿌리 4~6g을 1회분 기준으로 달여서 1일 2~3회씩 20일 이
상 복용한다.

■ 방광염 : 온포기 또는 뿌리 5~6g을 1회분 기준으로 달여서 1일 2~3회씩 10일 정
도 복용한다.

■ 학질 : 온포기 또는 뿌리 5~6g을 1회분 기준으로 달여서 1일 2~3회씩 3~4일
복용한다.

■ 해열 : 온포기 또는 뿌리 5~6g을 1회분 기준으로 달여서 4~5회 복용한다.

표면에 기공이 많아 물 위에

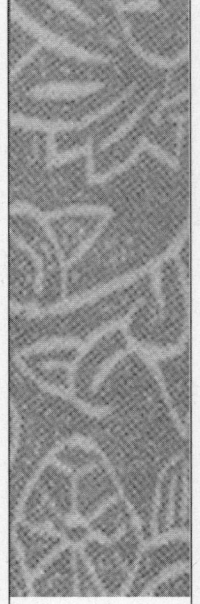

수련

  잎은 말굽 모양을 하고 있는데 뿌리에서 뭉쳐나며 긴 잎자루가 있고 표면에 기공이 많아 물 위에 뜬다. 꽃은 7~9월에 뿌리에서 꽃자루가 길게 나와 흰색으로 한 송이씩 핀다. 대개 3일 간씩 피었다 졌다 하는데 아침에 피었다가 저녁에는 오므라든다. 열매는 8~10월에 둥근 열매가 주머니 모양의 육질로 달리는데 그 속에 검은 씨앗이 들어 있다. 뿌리줄기는 물 밑바닥으로 뻗어 나가고 수염뿌리가 많다. 약으로 쓸 때는 탕으로 하며 경우에 따라 생즙을 내서 사용한다. 주로 불면증에 효험이 있다.

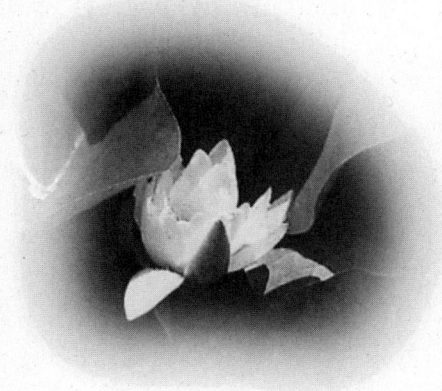

■ 경기(驚氣) : 온포기 또는 뿌리 12~15g을 1회분 기준으로 달여서 1일 2~3회씩 1주일 정도 복용한다.

■ 불면증 : 온포기 또는 뿌리 12~15g을 1회분 기준으로 달여서 1일 2~3회씩 4~5일 복용한다.

과육은 생식, 씨앗은 탕으로

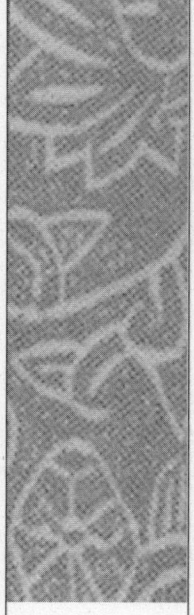

수
박

잎은 어긋나며 삼각형인데 깃 모양으로 깊게 갈라진다. 꽃은 6~8월에 엷은 노란색으로 잎겨드랑이에 하나씩 달리는데 보통 줄기의 7~9마디에 암꽃이 달린다. 줄기는 길고 땅 위로 기며 덩굴손을 내어 다른 물체에 감긴다. 덩굴 전체에 흰색 털이 나 있다. 8~9월에 주로 수확을 하나 온상 재배로 연중 재배가 가능하다. 식용, 약용 등으로 이용된다. 약으로 쓸 때는 과육은 생식하고 씨앗은 탕으로 하여 사용한다. 주로 비뇨기, 피부과 질환 등을 다스린다.

- 고혈압 : 씨 8~10g을 1회분 기준으로 달여서 1일 2~3회씩 1주일 정도 복용한다.
- 곽란(癨亂) : 수박을 2회 정도 양껏 먹는다.
- 구창(口瘡) : 씨 8~10g을 1회분 기준으로 달여서 1일 2~3회씩 2~3일 복용한다.
- 당뇨 : 씨 8~10g을 1회분 기준으로 달여서 1일 2~3회씩 15일 이상 복용한다.
- 딸꾹질 : 씨 8~10g을 1회분 기준으로 달여서 2~3회 복용한다.

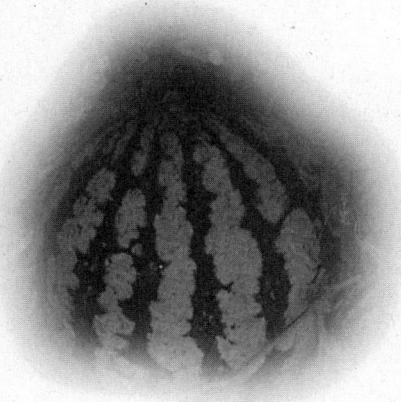

■ 방광염 : 씨 8~10g을 1회분 기준으로 달여서 1일 2~3회씩 10일 정도 복용한다.

■ 신장병 : 씨 8~10g을 1회분 기준으로 달여서 1일 2~3회씩 1주일 정도 복용한다.

■ 위경련 : 씨 8~10g을 1회분 기준으로 달여서 3~4회 복용하면서 수박을 평상시보다 많이 먹는다.

■ 토사곽란 : 씨 8~10g을 1회분 기준으로 달여서 3~4회 복용한다.

수수밥, 수수떡을 해먹기도

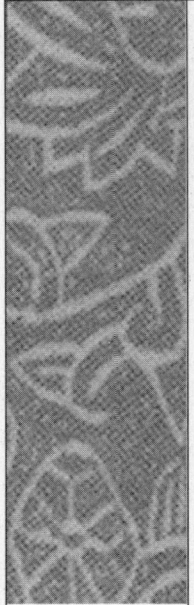

수
수

잎은 어긋나며 끝이 처진다. 처음에는 잎과 원줄기가 녹색이지만 점차 적갈색으로 변한다. 7~9월에 줄기 끝에서 이삭이 나와 많은 꽃이 핀다. 주로 밤 또는 이른 아침에 피는데 간혹 낮에 피기도 하며 끝에서부터 피기 시작한다. 10~13개의 마디가 있고 속이 꽉 차 있으며 곧게 자란다. 식용, 약용으로 이용된다. 씨앗을 약으로 쓸 때는 주로 생식하거나 생즙을 내서 사용하며 수수밥, 수수떡을 해먹기도 한다. 수수깡과 뿌리는 탕으로 하여 사용한다. 주로 음식체증에 효험이 있다.

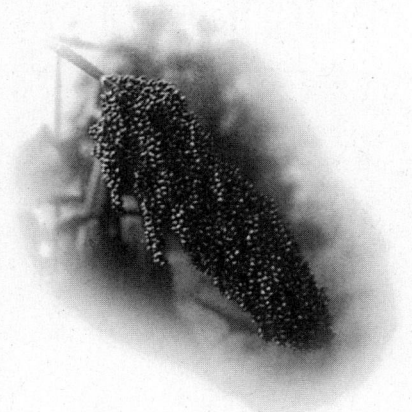

■ 돼지고기에 체했을 때 : 뿌리 12~15g을 1회분 기준으로 달여서 3~4회 복용한다. 또는 수수 20~25g을 1회분 기준으로 3~4회 생식한다.

■ 미역에 체했을 때 : 오래 묵은 수수깡 40~60g을 1회분 기준으로 달여서 3~4회 복용한다. 또는 수수로 밥이나 떡을 해 3~4회 양껏 먹는다.

■ 쇠고기에 체했을 때 : 뿌리 12~15g을 1회분 기준으로 달여서 3~4회 복용한다. 또는 수수로 밥이나 떡을 해서 먹는다. 생수수 20~25g을 1회분 기준으로 3~4회 생식해도 좋다.

잎과 함께 늘어져 바람에 나부낀다

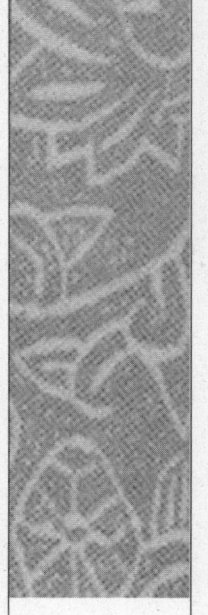

수양버들

잎은 어긋나며 가장자리에 가는 톱니가 나 있다. 뒷면은 흰빛을 띤다. 꽃은 4월에 잎보다 먼저 황록색 꽃이삭이 위로 활처럼 굽어서 달린다. 수꽃은 수술이 2개이고 암꽃은 원기둥 모양이다. 5월에 열매가 달리는데 흰 솜털이 바람을 타고 날아다닌다. 나무껍질은 흑회색이고 세로로 갈라지며 가지는 가늘고 잎과 함께 늘어져 바람에 나부낀다. 가로수, 관상용, 약용 등으로 이용된다. 약으로 쓸 때는 주로 탕으로 하여 사용한다. 주로 비뇨기, 피부과, 순환계 질환 등을 다스린다.

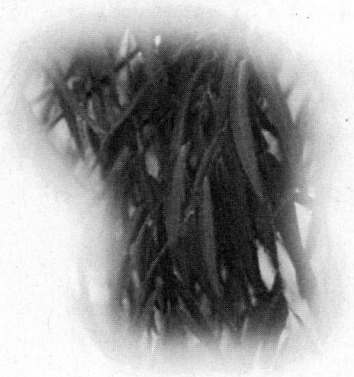

- 감기 : 잔가지 10~15g을 1회분 기준으로 달여서 1일 2~3회씩 3~4일 복용한다.
- 갑상선염 : 잔가지 10~15g을 1회분 기준으로 달여서 1일 2~3회씩 3~4일 복용하면서 그 물로 환부를 씻어낸다.
- 습진 : 잔가지를 달여서 그 물로 5회 이상 환부를 닦아준다.
- 신경통 : 잔가지 12~15g을 1회분 기준으로 달여서 1일 2~3회씩 1주일 이상 복용한다.
- 출혈 : 잔가지 12~15g을 1회분 기준으로 달여서 1일 2~3회씩 4~5일 복용한다.
- 풍 : 잔가지 10~15g을 1회분 기준으로 달여서 1일 2~3회씩 10일 이상 복용한다.
- 해열 : 잔가지 10~15g을 1회분 기준으로 달여서 4~5회 복용한다.

비타민과 철분, 회분이 많아

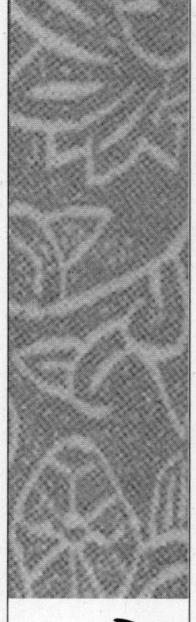

시금치

　뿌리는 육질이며 굵고 연한 홍색을 띤다. 줄기는 곧게 자라며 속이 비어 있다. 잎에 비타민과 철분, 회분이 많아 식용한다. 약으로 쓸 때는 탕으로 하거나 생즙을 내어 사용한다. 주로 소화기 질환과 술독에 효험이 있다. 봄가을 사이에 구할 수 있고, 많이 먹으면 이롭다.

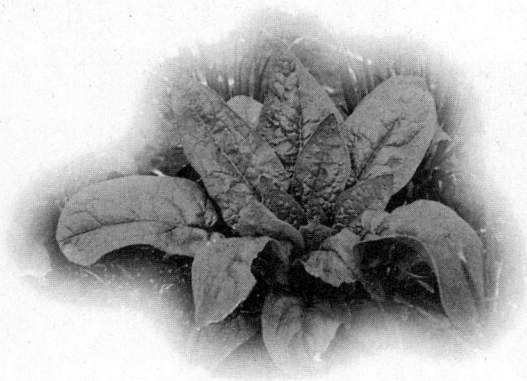

■ 매독 : 뿌리 말린 가루 35g을 1회분 기준으로 1일 2~3회씩 4~5일 복용한다.

■ 변비 : 온포기 30~35g을 1회분 기준으로 달여서 1일 2~3회씩 1주일 정도 복용한다. 평소에 국을 끓여 많은 양을 장복해도 좋다.

■ 정력 증진 : 뿌리 30~35g을 1회분 기준으로 달여서 1일 2~3회씩 10일 이상 복용한다.

■ 주독(술 중독으로 얼굴에 붉은 점이 생기는 증상) : 뿌리 30~35g을 1회분 기준으로 달이거나 가루약으로 만들어 1일 2~3회씩 3~4일 복용한다.

■ 중풍 : 뿌리 30~35g을 1회분 기준으로 달이거나 산제로 하여 1일 2~3회씩 10일 이상 복용한다.

■ 폐결핵 : 온포기 또는 뿌리 30~35g을 1회분 기준으로 달이거나 생즙을 내어 1일 2~3회씩 20일 이상 복용한다. 또는 국을 끓여 평소보다 많은 양을 20일 이상 거르지 않고 먹는다.

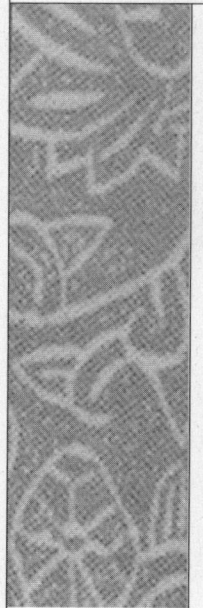

쑥

전체에 거미줄 같은 털이 나 있는데 흰털을 긁어서 인주의 재료로 쓴다. 주로 어린 잎을 먹는다. 약으로 쓸 때는 탕, 생즙을 내서 사용한다. 그러나 시력이 약한 경우에는 사용하지 않는 것이 좋다. 온포기를 사용할 때는 봄에서 가을이 좋고, 뿌리를 이용할 때는 연중 언제나 가능하다. 한 달 이상 계속 복용하면 좋지 않다.

- 가슴이 냉한 데 : 온포기 2~4g을 1회분 기준으로 달여서 먹거나 찹쌀가루와 섞어서 분말화하여 1일 2~3회씩 10일 이상 공복에 복용한다.
- 과식 : 온포기 3~4g을 1회분 기준으로 달여서 1~2회 복용한다.
- 구충 : 온포기 2~4g을 1회분 기준으로 달여서 3~4회 복용한다.
- 딸꾹질 : 온포기 3~4g을 1회분 기준으로 달여서 2~3회 복용한다.
- 몸이 차가울 때 : 온포기 3~4g을 1회분 기준으로 달여서 1일 2~3회씩 1주일 정도 복용한다. 또는 그 물에 찹쌀을 넣고 죽을

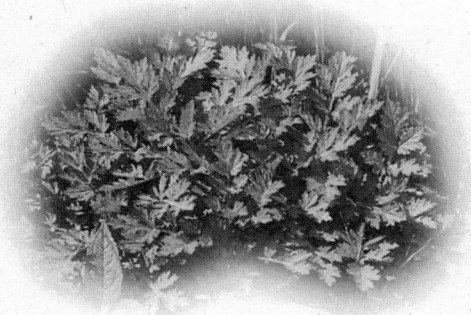

쑨 다음 말려 가루내어 매일같이 15일 이상 복용하면 좋은 효험이 있다.

■ 복통 : 온포기 3～4g을 1회분 기준으로 달여서 1일 2～3회씩 5일 정도 복용한다.

■ 신경통 : 온포기 또는 뿌리 3～4g을 1회분 기준으로 달여서 1일 2～3회씩 1주일 이
상 복용한다.

■ 월경 이상 : 온포기 또는 뿌리 3～4g을 1회분 기준으로 달여서 1일 2～3회씩
4～5일 복용한다.

■ 헛배 부른 데 : 온포기 3～4g을 1회분 기준으로 달여서 1일 2회씩 1주일 정도 복용
한다.

오래 복용해도 이로워

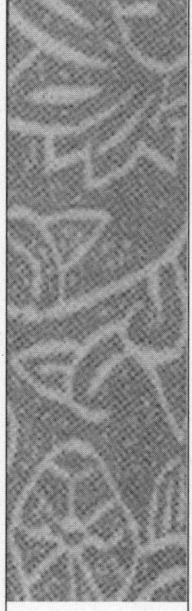

씀바귀

잎이나 줄기를 자르면 흰 유즙이 나온다. 토끼에게 먹이면 병이 없다고 한다. 이른봄에 뿌리, 줄기, 어린잎을 나물로 먹는데, 잎을 따다가 쌈을 싸서 먹어도 좋다. 약으로 쓸 때는 생즙을 내거나 가루로 만들어 사용한다. 봄에서 가을까지 구할 수 있고 많이 오래 복용해도 이롭다.

- 강장(위와 장이 약할 때) : 온포기 또는 뿌리 3~4g을 1회분 기준으로 생즙을 내서 1일 2~3회씩 1주일 이상 복용한다.
- 신경 안정 : 뿌리 4~6g을 1회분 기준으로 생즙을 내서 1일 2~3회씩 1주일 이상 복용한다.
- 식욕 부진 : 온포기 또는 뿌리 3~4g을 1회분 기준으로 생즙을 내어 1일 2~3회씩 10일 이상 복용한다.
- 오심(토할 듯이 메스꺼운 증상) : 온포기 또는 뿌리 3~4g을 1회분 기준으로 달이거나 생즙을 내어 복용한다.
- 오장보익(간장, 비장, 신장, 심장, 폐장을 편히 다스려 주는 것) : 온포기 또는 뿌리 3~4g을 1회분 기준으로 생즙을 내어 1일 2~3회씩 10일 이상 공복에 복용한다.
- 위염 : 온포기 4~5g을 1회분 기준으로 생즙을 내어 1일 2~3

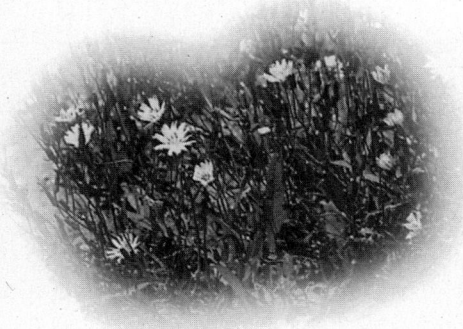

회씩 3~5일 복용한다.

■ 해열 : 온포기 또는 뿌리 3~4g을 1회분 기준으로 생즙을 내거나 가루약으로 하여 4~5회 복용한다.

연한 줄기와 잎을 국거리로

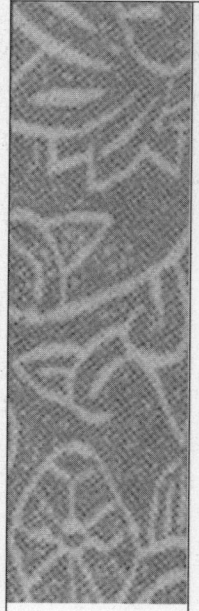

아욱

잎은 어긋나고 넓고 둥글며 5~7개로 갈라진다. 가장자리에 둔한 톱니가 있다. 꽃은 봄부터 가을까지 피는데 연분홍색 또는 흰색으로 잎겨드랑이에서 모여 달린다. 주로 식용으로 이용되며 연한 줄기와 잎을 국거리로 쓴다. 뿌리를 동규근(冬葵根), 잎을 동규엽(冬葵葉)이라고 하며 약용으로 쓴다. 약으로 쓸 때는 탕으로 하며 종자는 볶아서 산제로 하여 사용한다. 주로 소화기, 비뇨기 질환 등을 다스린다.

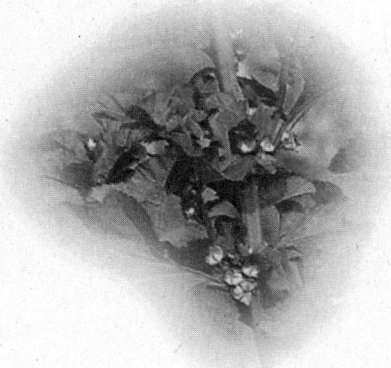

■ 수종(水腫) : 씨 8~10g을 1회분 기준으로 달여서 1일 2~3회씩 1주일 정도 복용한다. 또는 아욱국을 끓여 매끼마다 10일 이상 먹는다.

■ 숙취 : 씨 8~10g을 1회분 기준으로 달여서 2~3회 복용한다.

■ 신장병 : 씨 8~10g을 1호분 기준으로 달여서 1일 2~3회씩 1주일 정도 복용한다.

■ 해열 : 씨 8~10g을 1회분 기준으로 달이거나 산제로 하여 4~5회 복용한다.

■ 황달 : 씨 8~10g을 1회분 기준으로 달이거나 산제로 하여 1일 2~3회씩 1주일 정도 복용한다.

부드러운 가시에 싸인 둥근 열매

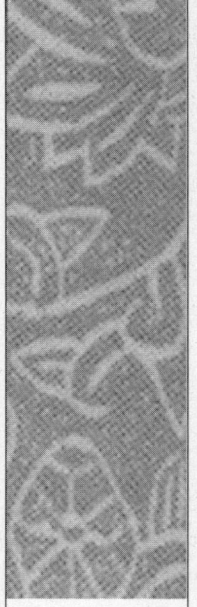

아
주
까
리

잎은 어긋나며 5~11개로 갈라지고 긴 잎자루가 있다. 갈라진 작은 잎은 계란형이며 끝이 뾰족하다. 표면은 녹색 또는 갈색이 돌며 털이 없고 가장자리에 예리한 톱니가 있다. 8~9월에 엷은 홍색의 꽃이 원줄기 끝에 피는데 수꽃은 밑부분에 달리며 암꽃은 윗부분에 모여 달린다. 9~10월에 부드러운 가시에 싸인 둥근 열매가 달리는데 익으면 3개로 갈라진다. 그 안에 어두운 갈색 무늬가 있는 긴 구형의 씨앗 3개가 들어 있다. 줄기는 크고 원기둥처럼 생겼는데 속이 비어 있다. 약으로 쓸 때는 탕으로 하여 사용하거나 생식한다. 주로 운동계, 소화기, 피부과 질환 등을 다스린다.

- 두드러기 : 씨 1~2g을 1회분 기준으로 3~4회 생식한다.
- 두통 : 씨 2g을 1회분 기준으로 구워서 3회 정도 복용한다.
- 류머티즘 : 씨 2g 정도를 1호분 기준으로 굽거나 생식으로 1일 2~3회씩 3~6일 복용한다.
- 맹장염 : 씨 2g을 1회분 기준으로 달여서 1일 2~3회씩 2~3일 복용한다.
- 변비 : 씨 1~2g을 1회분 기준으로 1일 2~3회씩 4~5일 생식

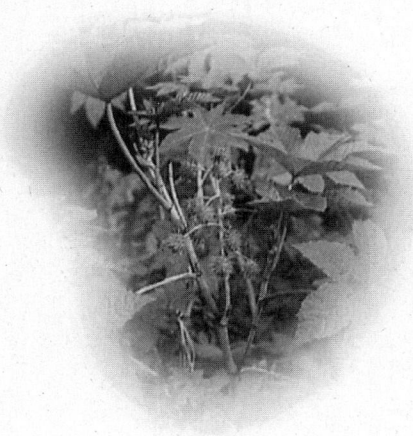

한다.

■ 신경통 : 씨 2g을 1회분 기준으로 1일 2~3회씩 1주일 이상 생식한다.

■ 중풍 : 씨 0.5~2g을 1회분 기준으로 달이거나 생식으로 1일 2~3회씩 7~10일 복용한다. 복용중에 쇠붙이 도구를 쓰면 안 된다.

■ 진통 : 씨 1~2g을 1회분 기준으로 달이거나 생식으로 2~3회 복용한다. 복용중에 쇠붙이 도구를 쓰면 안 된다.

■ 출혈 : 씨 2~3g을 1회분 기준으로 달여서 1일 2~3회씩 4~5일 복용한다.

■ 치은염 : 씨 1~1.2g을 1회분 기준으로 1일 2~3회씩 4~5일 생식한다. 복용중에 쇠붙이 도구를 쓰면 안 된다.

■ 치질 : 껍질을 벗긴 씨를 짓찧어 1일 2회 정도씩 4~5일 빠져나오지 않게 환부에 잘 밀어넣는다.

■ 타박상 : 씨껍질을 벗긴 알맹이 0.5~2g을 1회분 기준으로 달이거나 생식으로 1일 2~3회씩 3~5일 복용한다. 복용중에 쇠붙이 도구를 쓰면 안 된다.

■ 피부병 : 잎 또는 씨 생즙을 환부에 자주 바른다.

모양은 칼처럼

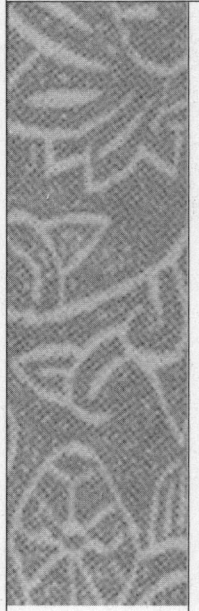

알로에

　가장자리에 날카로운 가시가 나 있고 모양은 칼처럼 생겼는데 길고 두텁다. 7~8월에 대롱처럼 생긴 황적색 꽃이 줄기 끝에 이삭처럼 모여 핀다. 줄기가 있는 것과 없는 것 두 종류가 있는데 줄기가 없는 것은 대부분 소형이다. 관상용, 약용으로 이용된다. 약으로 쓸 때는 환제, 산제 또는 생즙을 내서 사용하거나 술을 담그기도 한다.

- 간염 : 온포기 20~30g을 1회분 기준으로 달여서 1일 2~3회씩 10일 이상 복용한다. 술로 담가서도 복용한다.
- 강정제 : 온포기 25~30g을 1회분 기준으로 환제로 하거나 생즙을 내서 1일 2~3회씩 1주일 이상 복용한다. 술로 담가서도 복용한다.
- 구창(口瘡) : 온포기 25~30g을 1회분 기준으로 달여서 1일 2~3회씩 4~5일 복용한다. 술로 담가서도 복용한다.
- 무좀 : 생즙을 내서 5~6회 환부에 바른다.
- 변비 : 술로 담가서 1일 2회씩 1주일 정도 공복에 복용한다.
- 비염 : 온포기 25~30g을 1회분 기준으로 달여서 1일 2~3회씩 3~4일 복용한다. 술로 담가서도 복용한다.

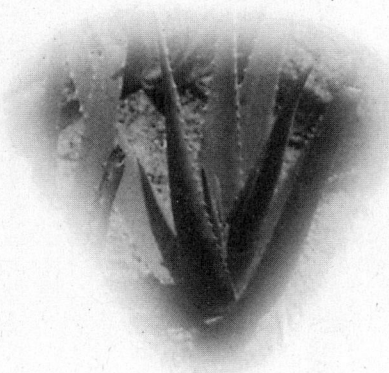

■ 알레르기 : 온포기 25~30g을 1회분 기준으로 생즙을 내어 1일 2~3회씩 4일 이
상 복용한다. 술로 담가서도 복용한다.

■ 암 : 온포기 25~30g을 1회분 기준으로 생즙을 내어 1일 2~3회씩 10일 이상 복
용한다. 술로 담가서도 복용한다.

■ 타박상 : 온포기 25~30g을 1회분 기준으로 달여서 5~6회 복용하거나 생즙을
10회 정도 환부에 바른다. 술로 담가서도 복용한다.

■ 해열 : 온포기 25~30g을 1회분 기준으로 환제 또는 산제로 하여 4~5회 복용한
다. 술로 담가서도 복용한다.

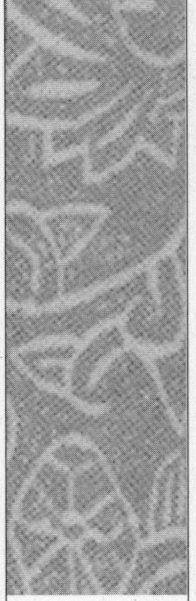

앵두나무

잎은 어긋나며 끝이 뾰족하며 가장자리에 톱니가 있다. 양면과 잎자루에 털이 나 있다. 꽃은 4월에 잎보다 먼저 또는 같이 피며 연분홍 또는 흰색으로 1~2개씩 잎겨드랑이에서 나와 달린다. 6월에 둥근 열매가 붉게 익는다. 나무껍질은 흑갈색이고 어린 가지에 털이 빽빽하게 난다. 식용, 약용으로 이용된다. 약으로 쓸 때는 씨앗을 깨서 그 속의 하얀 알맹이를 탕으로 하거나 산제로 하여 사용한다. 주로 비뇨기, 소화기 질환 등을 다스리며 사독에 효험이 있다.

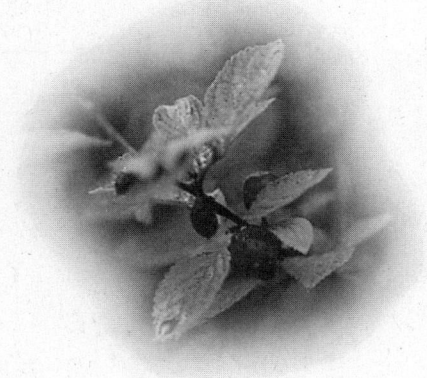

■ 변비 : 씨껍질을 벗긴 알맹이 5～6g을 1회분 기준으로 달이거나 산제로 해서 1일 2～3회씩 4～5일 복용한다.

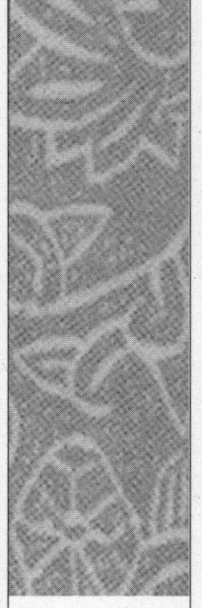

억새

잎은 긴 선형인데 끝으로 갈수록 뾰족하다. 꽃은 7~9월에 자주색을 띤 노란색으로 가지 끝에 피는데 각 마디에 2개씩의 작은 이삭이 달린다. 10월에 열매가 익어 부풀면 하얀 깃털이 끝에 달려 바람에 나부낀다. 옆으로 뻗는 짧고 굵은 뿌리줄기에서 줄기가 무리지어 돋는다. 참억새의 변종이다. 사방용, 관상용, 약용으로 이용된다. 약으로 쓸 때는 주로 탕으로 하여 사용한다. 주로 부인과, 호흡기 질환 등을 다스린다.

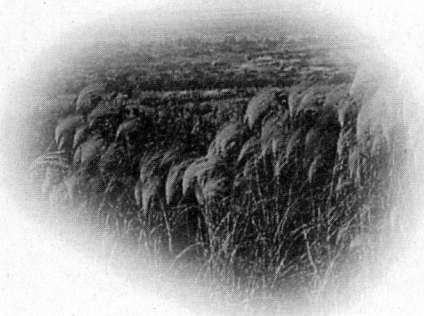

■ 감기 : 뿌리 4~6g을 1회분 기준으로 달여서 1일 2~3회씩 2일 정도 복용한다.

■ 암 : 뿌리 5~6g을 1회분 기준으로 달여서 1일 2~3회씩 10일 이상 복용한다.

■ 해열 : 뿌리 5~6g을 1회분 기준으로 달여서 4~5회 복용한다.

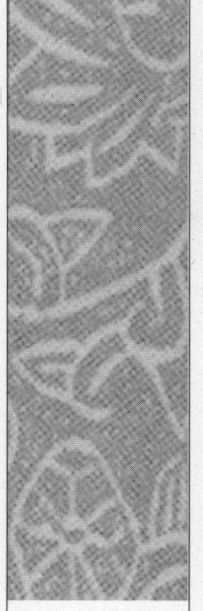

엉 경 퀴

　뿌리잎은 줄기잎보다 크다. 줄기잎은 어긋나며 깃 모양으로 갈라진 후 다시 또 갈라진다. 가장자리에 거친 톱니와 가시가 나 있으며 양면에 털이 있고 밑부분은 원줄기를 감싼다. 6~8월에 자주색 또는 적색으로 꽃이 피며 관상화로만 이루어진 꽃이 줄기 끝에 3~4개씩 달린다. 관상용, 식용, 약용으로 이용된다. 어린순을 나물로 먹고 뿌리는 찌개를 하거나 기름에 튀겨 먹는다. 약으로 쓸 때는 탕으로 하거나 산제로 하여 사용하며 뿌리는 술을 담근다. 주로 소화기, 운동계 질환과 신진대사 등을 다스리며 혈중 질환에 효험이 있다.

■ 감기 : 뿌리 5~7g을 1회분 기준으로 달여서 1일 2~3회씩 2~3일 복용한다. 술로 담가서도 복용한다.

■ 관절염 : 뿌리 5~7g을 1회분 기준으로 달여서 1일 2~3회씩 1 주일 이상 복용한다. 술로 담가서도 복용한다.

■ 구토 : 뿌리 5~7g을 1회분 기준으로 달여서 4~5회 복용한다. 술로 담가서도 복용한다.

■ 신경통 : 뿌리 5~7g을 1회분 기준으로 달여서 1일 2~3회씩 1

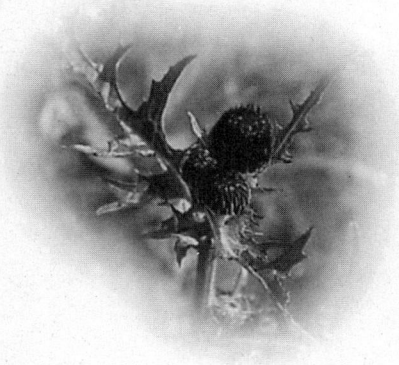

주일 정도 복용한다. 술로 담가서도 복용한다.

- 어혈 : 뿌리 5~7g을 1회분 기준으로 달여서 1일 2회씩 4~5일 복용한다. 술로 담가서도 복용한다.

- 위염 : 뿌리 5~7g을 1회분 기준으로 달여서 1일 2~3회씩 3~5일 복용한다. 술로 담가서도 복용한다(만성).

- 출혈 : 뿌리 5~7g을 1회분 기준으로 달이거나 산제로 하여 1일 2~3회씩 3~4일 복용한다. 술로 담가서도 복용한다.

연근은 순환계와 이비인후과 질환에

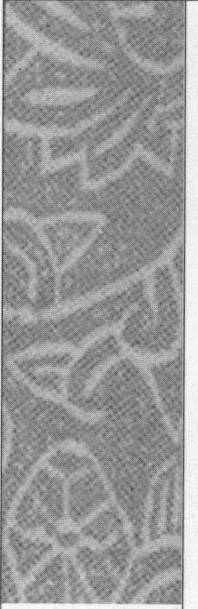

연꽃

　원형의 큰 잎이 뿌리줄기에서 나오는데 자루는 잎 뒷면의 중앙부에 달리며 가시 같은 돌기가 있다. 꽃잎과 더불어 수면 위에 떠서 펼쳐진다. 7~8월에 흰색 또는 연분홍색 꽃이 꽃줄기나 줄기 끝에 하나씩 피는데 한낮에는 오므라든다. 9~10월에 타원형의 열매가 까맣게 익는다. 밑뿌리가 굵고 황백색이다. 뿌리줄기는 땅속에서 길게 옆으로 뻗는다. 관상용, 약용으로 이용된다. 약으로 쓸 때는 탕으로 하거나 환제, 산제 또는 쪄서 사용한다. 씨앗의 껍질을 벗긴 알맹이는 주로 신경계와 순환계 질환을, 연근은 순환계와 이비인후과 질환을 다스린다.

- 강장 보호 : 씨 3~4g 또는 뿌리 30~35g을 1회분 기준으로 쪄서 1일 2~3회씩 15일 정도 그 물과 함께 복용한다.
- 강정제 : 씨껍질을 벗긴 알맹이 3~4g 또는 뿌리 30~35g을 1회분 기준으로 1일 2~3회씩 10일 이상, 뿌리는 쪄서 먹고 씨는 생식한다.
- 건망증 : 뿌리 30~35g을 1회분 기준으로 생즙을 내서 1일 2~3회씩 5일 정도 복용한다.

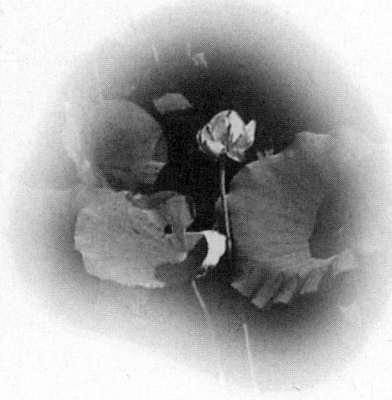

■ 고혈압 : 뿌리 30∼35g을 1회분 기준으로 생즙을 내서 1일 2∼3회씩 10일 정도 복용한다.

■ 구토 : 뿌리 30∼35g을 1회분 기준으로 푹 고아서 5∼6회 그 물과 함께 복용한다.

■ 노이로제 : 뿌리 25∼35g을 1회분 기준으로 생즙을 내서 1일 2∼3회씩 1주일 정도 복용한다.

■ 비염 : 뿌리 30∼35g을 1회분 기준으로 생즙을 내서 3∼4회 복용하면서 콧속에 생즙 2∼3방울을 떨어뜨린다.

■ 빈혈 : 뿌리 30∼35g을 1회분 기준으로 생즙을 내서 1일 2∼3회씩 5∼6일 복용한다.

■ 설사 : 뿌리 30∼35g을 1회분 기준으로 달여서 2∼3회 복용한다.

■ 신경 쇠약 : 뿌리 30∼35g을 1회분 기준으로 생즙을 내서 1일 2∼3회씩 10일 정도 복용한다.

■ 신장병 : 뿌리 30∼35g을 1회분 기준으로 생즙을 내어 1일 2∼3회씩 1주일 이상 공복에 복용한다.

■ 야뇨 : 뿌리 30∼35g을 1회분 기준으로 생즙을 내어 3∼4회 복용한다.

■ 요통 : 뿌리 30∼35g을 1회분 기준으로 생즙을 내거나 생식으로 1일 2∼3회씩 1주일 정도 공복에 복용한다.

■ 월경 이상 : 뿌리 30∼35g을 1회분 기준으로 생즙을 내어 1일 2∼3회씩 1주일 정

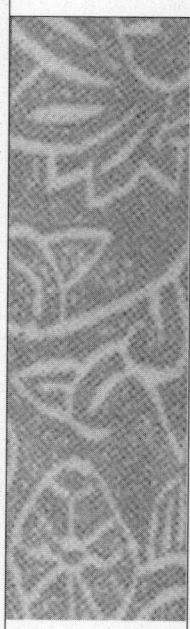

도 복용한다.

■ 위궤양 : 뿌리 30~35g을 1회분 기준으로 찌거나 생식으로 1일 2~3회씩 1주일 정도 복용한다.

■ 치질 : 뿌리를 적당한 크기로 깎아서 1일 2회씩 1주일 정도 환부에 밀어넣어 주면 신효하다.

■ 편도선염 : 뿌리 30~35g을 1회분 기준으로 달이거나 생즙 또는 생식으로 1일 2~3회씩 3~4일 복용한다.

■ 폐결핵 : 뿌리 30~35g을 1회분 기준으로 죽같이 고거나 환제 또는 산제로 하여 1일 2~3회씩 10일 이상 복용한다.

■ 폐렴 : 뿌리 30~35g을 1회분 기준으로 생으로 갈거나 환제 또는 산제로 하여 1일 2~3회씩 4~5일 복용한다.

■ 해열 : 뿌리 30~35g을 1회분 기준으로 죽같이 고거나 생즙을 내어 4~5회 복용한다.

■ 혈변 : 뿌리 30~35g을 1회분 기준으로 죽같이 고거나 생으로 갈아서 4~5회 복용한다.

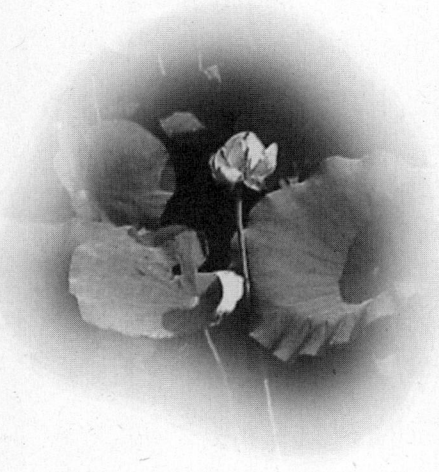

음식 체증에 효험이

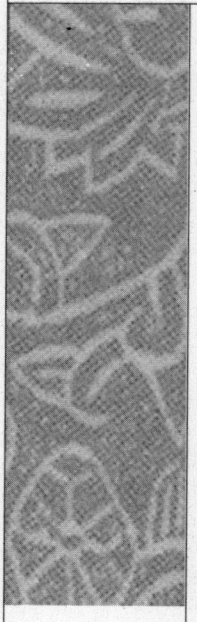

오동나무

잎은 마주나며 넓은 심장형 또는 계란 모양의 원형이고 가장자리가 밋밋하며 끝이 뾰족하다. 표면에는 털이 거의 없으나 뒷면에는 갈색의 짧은 털이 촘촘히 나 있다. 5~6월에 종 모양의 흰색, 자주색, 연한 자주색 꽃이 가지 끝에 핀다. 곧게 자라며 나무껍질은 회갈색이다. 가구재, 관상용, 약용으로 이용된다. 약으로 쓸 때는 주로 탕으로 하여 사용한다. 순환계 질환을 다스리며 각종 음식 체증에 효험이 있다.

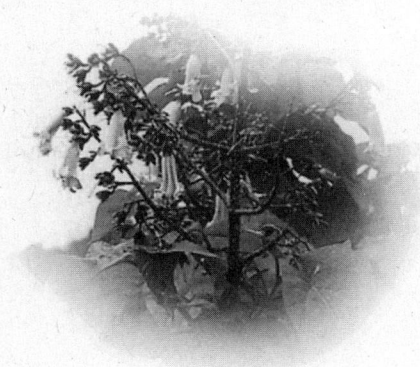

■ 각기 : 잎이나 뿌리 또는 열매 8~10g을 1회분 기준으로 달여서 1일 2~3회씩 3~4일 공복에 복용한다.

■ 고혈압 : 열매 또는 뿌리 8~10g을 1회분 기준으로 달여서 1일 2~3회씩 1주일 정도 복용한다.

■ 신장병 : 잎이나 열매 또는 뿌리 8~10g을 1회분 기준으로 달여서 1일 2~3회씩 1주일 정도 복용한다.

■ 위염 : 나무껍질이나 열매 또는 뿌리 8~10g을 1회분 기준으로 달여서 1일 2~3회씩 3~5일 복용한다.

꼭지를 말려 가루로

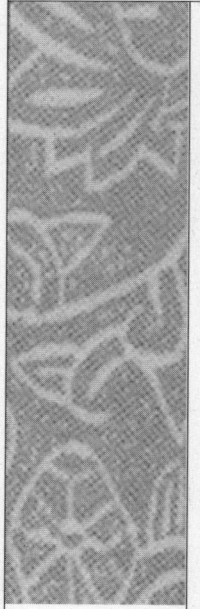

오
이

줄기에 능선과 굵은 털이 있으며 덩굴손으로 감아 올라 길게 뻗는다. 속에는 황백색의 동글납작한 씨가 많이 들어 있다. 약으로 쓸 때 씨앗은 탕으로, 꼭지는 말려 가루로 하여 사용한다. 주로 호흡기, 소화기, 피부과 질환 등을 다스린다. 5~7월에 구할 수 있으며 독성은 없으나 치유되는 대로 중단한다.

- 고운 살결을 원할 때 : 씨 15g 정도를 1회분 기준으로 달여서 1일 2~3회씩 1주일 정도 복용하면서 그 물을 얼굴에 바른다.
- 골절증 : 씨 12~15g을 1회분 기준으로 1일 2~3회씩 1주일 이상 생식한다.
- 기관지염 : 씨 12~15g을 1회분 기준으로 달이거나 생식으로 7~8회 복용한다.
- 더위증 : 씨 15g을 1회분 기준으로 달여서 1일 2~3회씩 2~3일 복용한다.
- 변비 : 씨 12~15g을 1회분 기준으로 1일 2회씩 4~5일 생식한다.
- 사마귀 : 오이꼭지로 1회에 30번 이상씩 5~6회 환부를 문지른

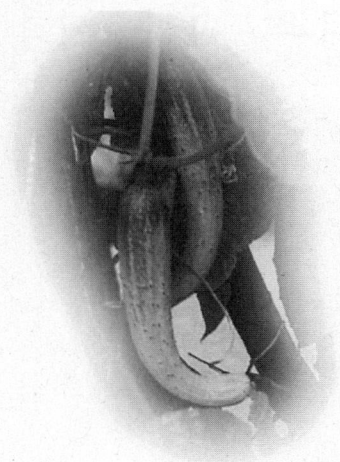

다.

■ 여드름 : 씨를 달여서 그 물을 10회 이상 얼굴에 바른다.

■ 진해(독감이나 기침 감기가 아니면서 기침을 계속하는 경우) : 씨 12~15g을 1회분 기준으로 달이거나 가루약으로 하여 1일 2회씩 4~5일 복용한다.

■ 천식 : 씨 12~15g을 1회분 기준으로 달이거나 산제로 하여 1일 2~3회씩 1주일 정도 복용한다.

■ 황달 : 오이꼭지 3개를 1회분 기준으로 말려 가루내어 코에 넣고 재채기를 한다. 또는 달여서 1일 2~3회씩 3~4일 복용한다.

수염은 씨앗 성숙기의 것으로

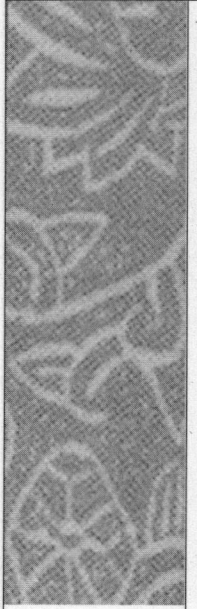

옥 수 수

잎은 어긋나며 수수잎처럼 길고 넓다. 끝으로 갈수록 좁아지며 뾰족하고 가는 톱니가 나 있다. 윗부분이 뒤로 젖혀져서 처지고 밑부분은 잎집으로 되어 원줄기를 감싼다. 6~8월에 수꽃이삭은 원줄기 끝에, 암꽃이삭은 잎과 줄기 사이에서 수염을 달고 핀다. 같은 그루에서는 수꽃이 암꽃보다 2일 가량 먼저 핀다. 식용, 사료용, 공업용 등으로 이용된다. 수염은 씨앗 성숙기의 것을 채취하여 쓴다. 약으로 쓸 때는 주로 탕으로 하여 사용한다. 주로 비뇨기, 순환계 질환 등을 다스린다.

- 각기 : 수염 20~30g을 1회분 기준으로 달여서 1일 2~3회씩 2~3일 공복에 복용한다.
- 간염 : 수염 20~30g을 1회분 기준으로 달여서 1일 2~3회씩 1주일 정도 복용한다.
- 담석증 : 수염 25~30g을 1회분 기준으로 달여서 1일 2~3회씩 3~4일 복용한다.
- 당뇨 : 수염 25~30g을 1회분 기준으로 달여서 1일 2~3회씩 20~30일 복용한다.

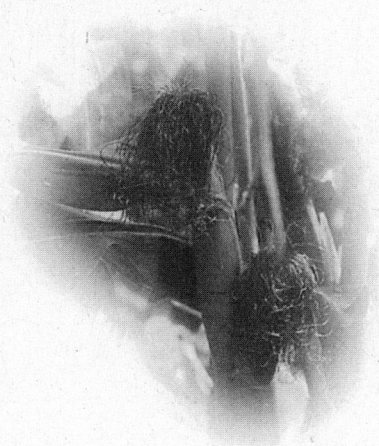

■ 방광염 : 옥수수 수염 6g+구기자 열매 6g+댑싸리 씨 3g을 1회분 기준으로 함께 넣고 달여서 1일 2회씩 1주일 정도 복용하면 특효가 있다.

■ 신장 결석 : 수염 20~30g을 1회분 기준으로 달여서 1일 2~3회씩 1주일 이상 복용한다.

■ 신장병 : 수염 25~30g을 1회분 기준으로 달여서 1일 2~3회씩 1주일 이상 복용한다.

■ 심장병 : 수염 25~30g을 1회분 기준으로 달여서 1일 2~3회씩 1주일 이상 복용한다.

■ 암 : 수염 20~30g을 1회분 기준으로 달여서 1일 2~3회씩 10~20일 복용한다.

■ 타박상 : 수염 25~30g을 1회분 기준으로 달여서 5~6회 복용한다.

■ 황달 : 수염 25~30g을 1회분 기준으로 달여서 1일 2~3회씩 1주일 정도 복용한다.

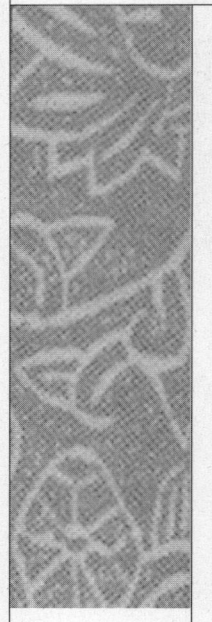

우렁이

　담수산 고둥. 소라처럼 생겼으나 작으며 껍데기가 곱고 불룩하다. 몸빛은 녹색을 띤 회색 또는 검은빛이 도는 갈색이다. 무논이나 웅덩이, 저수지 등에서 자란다. 딱딱한 껍질은 원추형인데 나선형이 오른쪽으로 돌았으며 껍질의 주둥이에 각질의 딱지가 뚜껑처럼 달려 있다. 식용, 약용으로 이용된다. 내장을 빼어버리고 식용한다. 특히 위장 질환에는 우렁이 껍데기를 볶아서 가루를 내어 1회 3~6g씩 복용한다. 주로 비뇨기 질환과 외상 치료에 효험이 있다.

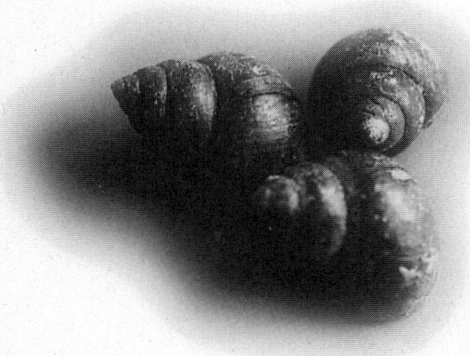

■ 각기 : 껍데기 6~7개를 구워 가루내어 1회분 기준으로 1일 2~3회씩 4~5일 복용
한다.

■ 안질 : 적당량을 달여서 3~4회 복용하면서 그 물로 5~6회 환부를 닦아준다.

■ 치질 : 20개 정도 구워서 말린 가루를 1회분 기준으로 참기름에 개어서 1일 3회 정도
씩 5일 정도 빠져나오지 않게 환부에 갈아 넣는다.

■ 황달 : 껍데기 10~12개를 1회분 기준으로 구워서 가루내어 1일 2~3회씩 5일 정도
따뜻한 물로 복용한다.

감귤류 중에서 내한성이 강하며

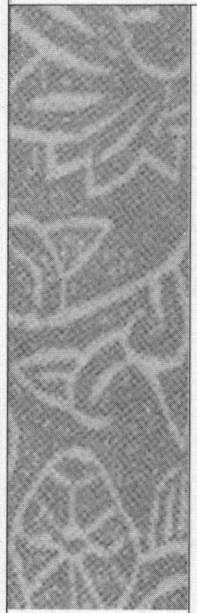

유
자
나
무

잎은 어긋나며 긴 타원형으로 위로 올라갈수록 좁아지며 끝이 뾰족하고 가장자리에 둔한 톱니가 있다. 잎자루에는 넓은 날개가 있다. 4~6월에 향기가 나는 흰색의 작은 꽃이 잎겨드랑이에서 하나씩 달린다. 감귤류 중에서 가장 내한성이 강하며 더위에 약해 제주도에서는 재배하기 어렵다. 가지에는 길고 뾰족한 가시가 있다. 관상용, 식용, 약용, 향신료 등으로 이용된다. 약으로 쓸 때는 탕으로 하거나 생으로 사용한다. 주로 순환계 질환과 각종 체증을 다스린다.

- 거담 : 열매껍질 10~12g을 1회분 기준으로 달여서 1일 2~3회씩 4~5일 복용한다. 술로 담가서도 복용한다.
- 곽란(癨亂) : 열매껍질 10~12g을 1회분 기준으로 달여서 2회 정도 복용한다.
- 구토 : 열매껍질 10~12g을 1회분 기준으로 달여서 5~6회 복용한다.
- 기침 : 열매껍질 10~12g을 1회분 기준으로 달여서 1일 2~3회씩 4~5일 복용한다.
- 발한(發汗) : 열매껍질 10~12g을 1회분 기준으로 달여서 2~3

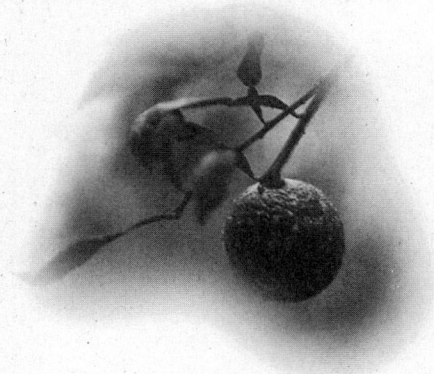

회 복용한다.

■ 요통 : 열매껍질 10~12g을 1회분 기준으로 달여서 1일 2~3회씩 1주일 이상 복용
한다. 유자차로 하여 마셔도 좋다. 술로 담가서도 복용한다.

■ 토사곽란 : 열매껍질 10~12g을 1회분 기준으로 달여서 4~5회 복용한다. 술로 담
가서도 복용한다.

■ 혈액 순환 : 열매껍질 10~12g을 1회분 기준으로 달여서 1일 2~3회씩 1주일 정도
복용한다. 술로 담가서도 복용한다.

줄기와 잎, 씨앗이 모두 유익

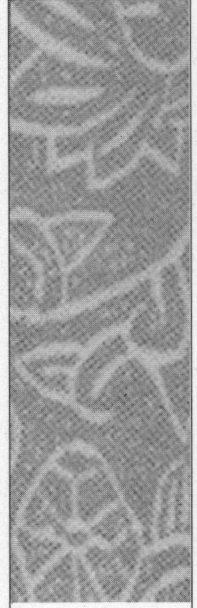

은행나무

잎은 긴 가지에서는 어긋나며 짧은 가지에서는 3~5개씩 모여 난다. 긴 가지의 잎은 깊이 갈라지며 짧은 가지의 잎은 가장자리가 밋밋한 것이 많다. 부채처럼 생겼고 평행맥이 있다. 4~5월에 짧은 가지에 꽃이 달리며 잎과 같이 핀다. 9~10월에는 둥근 열매가 노랗게 익는다. 씨앗은 둥근 계란형이며 2~3개의 능선이 있다. 가로수, 관상용, 식용, 약용 등으로 이용된다. 약으로 쓸 때는 줄기와 잎은 탕 또는 환제로 하여 쓰고 씨앗은 껍질을 까서 알맹이를 구워 먹는다. 주로 순환기, 호흡기, 성인병 등을 다스린다.

- 강장 보호 : 은행 12~20개를 1회분 기준으로 구워서 1일 2회씩 1주일 정도 복용한다.
- 거담 : 잎 4~6g을 1회분 기준으로 달여서 1일 2~3회씩 4~5일 복용한다.
- 고혈압 : 잎 또는 줄기 5~6g을 1회분 기준으로 달여서 1일 2~3회씩 1주일 정도 복용한다.
- 관상동맥 질환 : 잎 또는 줄기 4~6g을 1회분 기준으로 달여서 1일 2~3회씩 1주일 이상 복용한다.

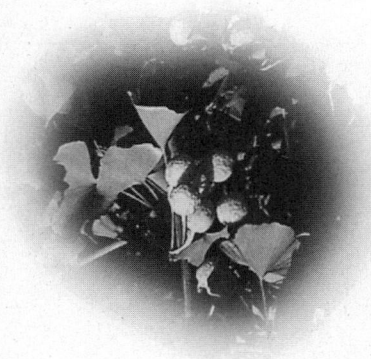

■ 뇌졸중 : 잎 또는 잔가지 5~6g을 1회분 기준으로 달여서 1일 2~3회씩 4~5일 복용한다.

■ 당뇨 : 잎 또는 잔가지 4~6g을 1회분 기준으로 달여서 1일 2~3회씩 15일 정도 복용한다.

■ 대하증 : 잎 또는 줄기 5~6g을 1회분 기준으로 달여서 1일 2~3회씩 4~5일 복용한다.

■ 생리통 : 잎 5~6g을 1회분 기준으로 달여서 2~3회 복용한다.

■ 설사 : 은행 10~12개를 1회분 기준으로 구워서 3~4회 먹는다.

■ 장염 : 은행 15~20개를 1회분 기준으로 구워서 1일 2~3회씩 1~2일 먹는다.

■ 중풍 : 잎 5~6g을 1회분 기준으로 달여서 1일 2~3회씩 10일 이상 복용한다.

■ 치은염 : 잎 5~6g을 1회분 기준으로 달여서 1일 2~3회씩 4~5일 복용한다.

■ 티눈 : 잎 5~6g 또는 은행 10~12개를 1회분 기준으로 1일 2회씩 4~5일, 잎은 달여서 복용하고 은행은 구워서 먹는다.

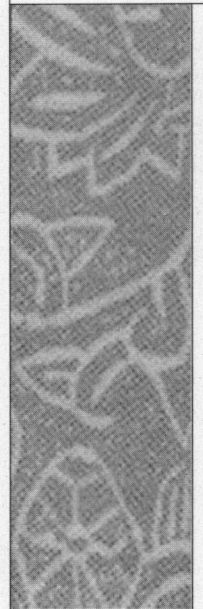

이끼

　선류(蘚類), 태류(苔類), 지의류(地衣類)에 속하는 은화(隱花) 식물의 총칭. 일반적으로 음습한 환경에서 사는 하등소형 식물로 대체로 잎과 줄기의 구별이 분명하지 않다. 이끼의 대부분은 땅 위나 바위 또는 나무줄기 등에 붙어 생육한다. 이끼는 일반적으로 흙 속에서 수분을 흡수하지 않고 공기 속의 수분을 이용하므로 공기의 습도가 높은 장소, 직사광선이 없는 장소에서 잘 자란다. 원예용, 약용으로 이용된다. 오래 묵은 담장에 낀 파란 이끼를 걷어내서 쓴다. 약으로 쓸 때는 주로 탕으로 하여 사용한다. 주로 몸의 열병 증세를 다스린다.

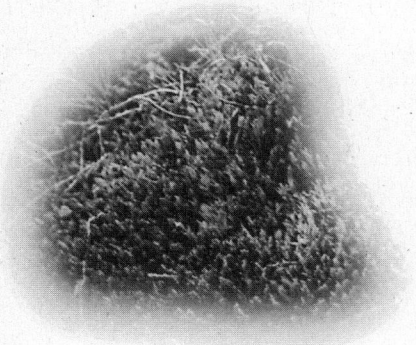

■ 간염 : 온포기 2~4g을 1회분 기준으로 달여서 1일 2~3회씩 1주일 정도 복용한다.

■ 열병 : 온포기 3~4g을 1회분 기준으로 달여서 1일 2회씩 4~5일 복용한다.

땅속 줄기에 매년 나이의 흔적을

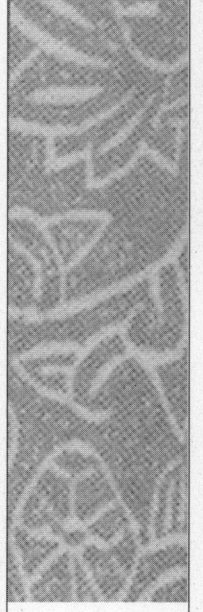

인
삼

줄기 끝에 잎 3~4개가 돌려난다. 5개의 작은 잎으로 구성된 손꼴 겹잎인데 작은 잎은 계란형 또는 긴 타원형이며 가장자리에 톱니가 있고 끝이 뾰족하다. 3년생부터 개화하며, 4월에 꽃줄기가 1개 나와 그 끝에 4~40개의 작은 꽃이 피는데 연한 녹색 또는 녹백색이다. 7~8월에 동글납작한 열매가 빨갛게 익는데 그 속에 2개의 씨앗이 들어 있다. 가을에 잎과 줄기가 시들어 땅속 줄기에 매년 나이의 흔적을 남긴다. 약으로 쓸 때는 생식하거나 탕, 환제, 산제, 고제 또는 술을 담가 사용한다. 주로 소화기, 신진대사 질환을 다스리며 건강 생활에 효능이 있다.

■ 각혈 : 뿌리 15~30g을 1회분 기준으로 달이거나 환제 또는 산제로 하여 1일 2~3회씩 2~3일 복용한다. 술로 담가서도 사용한다. 복용중에 복령, 쇠붙이 도구를 금한다. 고혈압 증세가 있으면 신중히 사용한다.

■ 건망증 : 뿌리 25~30g을 1회분 기준으로 달이거나 산제 또는 환제로 하여 1일 2~3회씩 10일 이상 복용한다. 술로 담가서도 복용한다. 복용중에 복령, 쇠붙이 도구를 금한다. 고혈압이 있으면 신중히

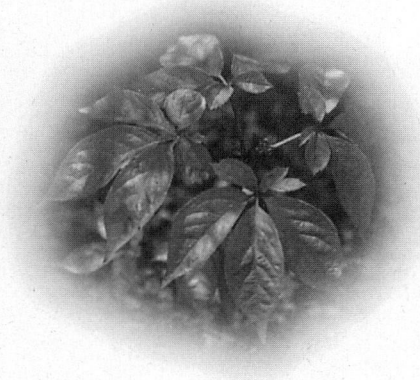

사용한다.

■ 구토 : 뿌리 25∼30g을 1회분 기준으로 달여서 5∼6회 복용한다. 술로 담가서도
복용한다. 복용중에 복령, 쇠붙이 도구를 금한다. 고혈압이 있으면 신중히 사용한다.

■ 냉병 : 뿌리 20∼30g을 1회분 기준으로 달여서 찹쌀을 한 움큼 넣고 죽을 쑤어 1일
2회씩 1주일 정도 복용한다.

■ 당뇨 : 뿌리 20∼30g을 1회분 기준으로 달여서 1일 2∼3회씩 1개월 정도 복용한
다. 술로 담가서도 복용한다. 복용중에 복령, 쇠붙이 도구를 금한다. 고혈압이 있으면 신
중히 사용한다.

■ 맹장염 : 뿌리 25∼30g을 1회분 기준으로 달여서 1일 2∼3회씩 4∼5일 복용한
다. 술로 담가서도 복용한다.

■ 백일해 : 뿌리 25∼30g을 1회분 기준으로 1일 2∼3회씩 1주일 정도 복용한다.

■ 변비 : 뿌리 25∼30g을 1회분 기준으로 달이거나 산제로 하여 1일 2∼3회씩 1주
일 이상 복용한다. 술로 담가서도 복용한다. 복용중에 복령, 쇠붙이 도구를 금한다. 고혈
압이 있으면 신중히 사용한다.

■ 불임증 : 뿌리 1∼2개를 1회분 기준으로 밥에 넣고 쪄서 1일 2∼3회씩 밥과 함께
20일 이상 먹는다.

■ 빈혈 : 뿌리 25∼30g을 1회분 기준으로 달이거나 산제로 하여 1일 2∼3회씩
4∼5일 복용한다. 술로 담가서도 복용한다. 복용중에 복령, 쇠붙이 도구를 금한다. 고

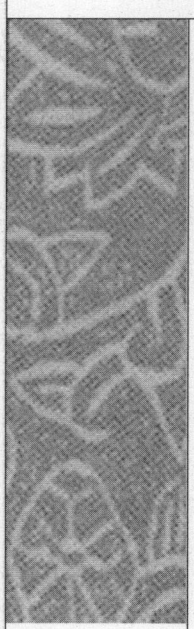

혈압이 있으면 신중히 사용한다.

■ 설사 : 뿌리 25~30g을 1회분 기준으로 달여서 2~3회 복용한다.

■ 소화불량 : 뿌리 25~30g을 1회분 기준으로 달여서 1일 2~3
회씩 1주일 이상 복용한다. 술로 담가서도 복용한다. 복용중에 복령,
쇠붙이 도구를 금한다. 고혈압이 있으면 신중히 사용한다.

■ 식욕 부진 : 뿌리 25~30g을 1회분 기준으로 달이거나 산제 또
는 환제로 하여 1일 2~3회씩 10일 이상 복용한다. 술로 담가서
도 복용한다. 복용중에 복령, 쇠붙이 도구를 금한다. 고혈압이 있으
면 신중히 사용한다.

■ 신경 쇠약 : 뿌리 25~30g을 1회분 기준으로 달여서 1일 2~3
회씩 10일 이상 복용한다. 술로 담가서도 복용한다. 복용중에 복
령, 쇠붙이 도구를 금한다. 고혈압이 있으면 신중히 사용한다.

■ 신경통 : 뿌리 25~30g을 1회분 기준으로 달여서 1일 2~3회
씩 1주일 이상 복용한다. 술로 담가서도 복용한다. 복용중에 복령,
쇠붙이 도구를 금한다. 고혈압이 있으면 신중히 사용한다.

■ 심장병 : 뿌리 25~30g을 1회분 기준으로 달여서 1일 2~3회
씩 10일 이상 복용한다. 술로 담가서도 복용한다. 복용중에 복령,
쇠붙이 도구를 금한다. 고혈압이 있으면 신중히 사용한다.

■ 암 : 뿌리 25~30g을 1회분 기준으로 달이거나 산제 또는 환제
로 하여 1일 2회 이상씩 10일 이상 복용한다. 술로 담가서도 복용

한다. 복용중에 복령, 쇠붙이 도구를 금한다. 고혈압이 있으면 신중히 사용한다.

■ 위염 : 뿌리 25~30g을 1회분 기준으로 달이거나 산제 또는 환제로 하여 1일 2~3회씩 3~5일 복용한다. 술로 담가서도 복용한다. 복용중에 복령, 쇠붙이 도구를 금한다. 고혈압이 있으면 신중히 사용한다.

■ 차멀미 : 인삼 2뿌리를 생식한다.

■ 천식 : 뿌리 25~30g을 1회분 기준으로 달이거나 산제 또는 환제로 하여 1일 2~3회씩 1주일 이상 복용한다. 술로 담가서도 복용한다. 복용중에 복령, 쇠붙이 도구를 금한다. 고혈압이 있으면 신중히 사용한다.

■ 토사곽란 : 뿌리 25~30g을 1회분 기준으로 술로 담가서 4~5회 복용한다.

■ 파상풍 : 뿌리 25~30g을 1회분 기준으로 달이거나 산제 또는 환제로 하여 1일 2~3회씩 4~5일 복용한다. 술로 담가서도 복용한다. 복용중에 복령, 쇠붙이 도구를 금한다. 고혈압이 있으면 신중히 사용한다.

■ 편도선염 : 뿌리 25~30g을 1회분 기준으로 달이거나 산제 또는 환제로 하여 1일 2~3회씩 3~4일 복용한다. 술로 담가서도 복용한다. 복용중에 복령, 쇠붙이 도구를 금한다. 고혈압이 있으면 신중히 사용한다.

■ 현기증 : 뿌리 25~30g을 1회분 기준으로 달이거나 산제 또는 환제로 하여 1일 2~3회씩 4~5일 복용한다. 술로 담가서도 복용한다. 복용중에 복령, 쇠붙이 도구를 금한다. 고혈압이 있으면 신중히 사용한다.

살의 맛이 좋으며

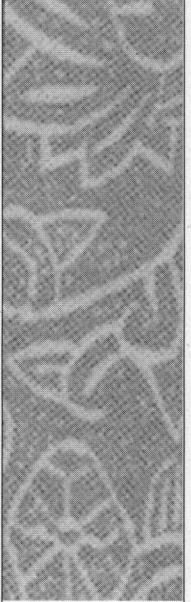

자라

　거북목 자랏과의 파충류로 하천이나 저수지, 강, 댐 등에 산다. 성체의 길이는 약 30Cm이고 등의 길이는 17~18Cm 정도이다. 모양은 거북과 비슷하나 등껍데기가 동그스름하고 가운데는 단단한 골질이며 가장자리는 무른 골질이다. 배 몸빛은 푸르죽죽한 회갈색으로 꼬리는 짧고 목이 긴데 부리는 길고 뾰족하다. 네 다리는 크고 짧으며 발에는 3개씩의 발톱이 있다. 살의 맛이 좋으며 피는 보강제(補强劑)로 쓴다. 약으로 쓸 때는 푹 고아서 복용한다. 건강 보익에 좋다.

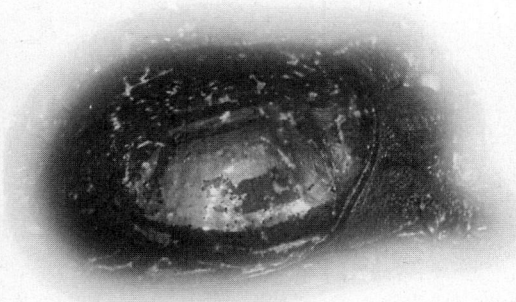

■ 간염 : 0.5～1마리를 1회분 기준으로 푹 고아서 2～3일 동안 3～4회 복용한다.

■ 간질 : 0.5～1마리를 1회분 기준으로 푹 고아서 1일 1～2회씩 2일 정도 복용한다.

■ 강장 보호 : 적당량을 푹 고아서 1일 2회씩 2～3일 복용한다.

■ 어혈 : 1마리를 푹 고아서 2～3회 나누어 복용한다.

■ 요통 : 1마리를 1회분 기준으로 푹 고아서 2～3회 10일 내에 복용한다.

■ 허약 체질 : 1마리를 1회분 기준으로 푹 고아서 4～5회 적당히 복용한다.

좁은 타원형의 견과가 익는데

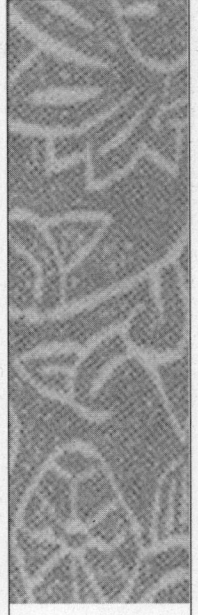

자작나무

　잎은 어긋나며 삼각형 또는 마름모 모양의 달걀형이고 가장자리에 이빨 같은 톱니 또는 겹톱니가 있다. 뒷면에는 잔털이 있거나 없고 엽맥 사이에 갈색 털이 있다. 4~5월에 잎이 나오기 전에 원기둥 모양의 연한 붉은색 암꽃과 수꽃이 각각 따로 달린다. 9~10월에 좁은 타원형의 열매가 익는데 열매의 날개가 열매의 너비보다 넓다. 공업용, 관상용, 약용으로 이용된다. 약으로 쓸 때는 탕으로 하거나 술을 담가 사용한다. 주로 비뇨기, 이비인후과 질환을 다스리며 소화기 질환 등에 효험이 있다.

- 간염 : 나무껍질 10~15g을 1회분 기준으로 달여서 1일 2~3회씩 1주일 정도 복용한다. 술로 담가서도 복용한다.
- 강장 보호 : 나무껍질 12~15g을 1회분 기준으로 달여서 1일 2~3회씩 1주일 정도 복용한다. 술로 담가서도 복용한다.
- 기관지염 : 나무껍질 10~15g을 1회분 기준으로 달여서 5~6회 복용한다.
- 류머티즘 : 나무껍질 10~15g을 1회분 기준으로 달여서 1일 2~3회씩 5~6일 복용한다.

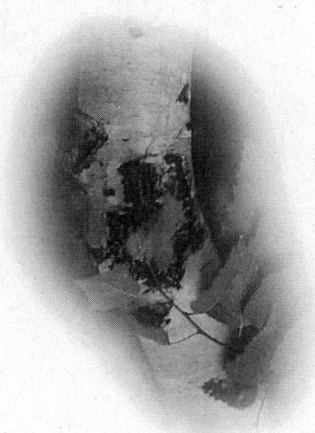

■ 방광염 : 나무껍질 12~15g을 1회분 기준으로 달여서 1일 2~3회씩 10일 정도 복용한다.

■ 습진 : 나무껍질을 달여서 그 물로 5회 이상 환부를 닦아준다.

■ 신장병 : 나무껍질 12~15g을 1회분 기준으로 달여서 1일 2~3회씩 1주일 정도 복용한다.

■ 치은염 : 나무껍질 12~15g을 1회분 기준으로 달여서 1일 2~3회씩 4~5일 복용한다.

■ 편도선염 : 나무껍질 12~15g을 1회분 기준으로 달여서 1일 2~3회씩 3~4일 복용한다.

■ 폐렴 : 나무껍질 12~15g을 1회분 기준으로 1일 2~3회씩 4~5일 복용한다.

■ 피부병 : 나무껍질 12~15g을 1회분 기준으로 달여서 1일 2~3회씩 2~3일 복용하면서 그 물을 환부에 자주 바른다.

죽을 쑤어 먹고 잣송이는 술도

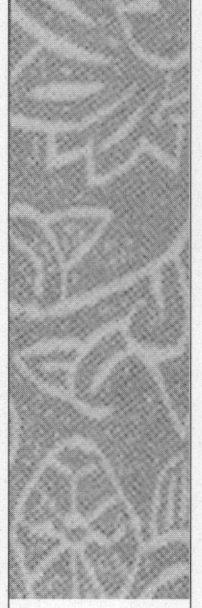

잣나무

　잎은 세모진 바늘 모양으로 솔잎보다 굵으며 5개씩 뭉쳐 난다. 3개의 능선이 있으며 가장자리에 잔톱니가 있다. 5월 에 연한 녹색 꽃이 피는데 계란 모양의 긴 타원형 수꽃 이 삭은 새 가지 밑에 달리고 계란 모양의 타원형인 암꽃이삭 은 새 가지 끝에 달린다. 식용, 관상용, 약용 등으로 이용된 다. 약으로 쓸 때는 탕으로 하거나 죽을 쑤어 먹고 잣송이 는 생으로 술을 담근다. 주로 건강증진, 폐기천식 등에 효 험이 있다.

- 간질 : 씨 또는 잣송이 10~15g을 1회분 기준으로 달여서 1일 2~3회씩 2~3일 복용한다. 술로 담가서도 복용한다.
- 감기 : 잣 15g 또는 잣송이 6~8g을 1회분 기준으로 달여서 1일 2~3회씩 2~3일 복용한다.
- 강장 보호 : 잣 13~15g을 1회분 기준으로 생식하거나 죽을 쑤어 1일 2~3회씩 10일 이상 복용한다.
- 관절염 : 잣송이 2~3개를 술로 담가서 1일 2~3회씩 3~4일 복용한다.
- 관절통 : 잣송이 6~8g을 1회분 기준으로 달여서 1일 2~3회씩

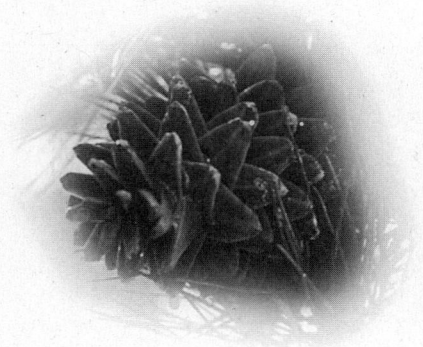

10일 정도 복용한다. 술로 담가서도 복용한다.

■ 변비 : 잣송이를 술로 담가서 1일 2~3회씩 4~5일 공복에 복용한다.

■ 빈혈 : 잣송이 6~8g을 1회분 기준으로 달여서 1일 2~3회씩 5~6일 복용한다. 술로 담가서도 복용한다.

■ 중풍 : 잣송이 6~8g을 1회분 기준으로 달여서 1일 2~3회씩 1주일 이상 복용한다. 술로 담가서도 복용한다.

■ 폐결핵 : 잣 15g 또는 잣송이 6~8g을 1회분 기준으로 1일 2~3회씩 15일 이상, 잣은 죽을 쑤어 먹고 송이는 달이거나 술로 담가서 복용한다.

■ 허약 체질 : 잣 12~15g을 1회분 기준으로 쌀을 적당히 넣고 죽을 쑤어서 1일 2~3회씩 1주일 이상 먹는다.

민물에서 보낸 뒤 바다에서 산란

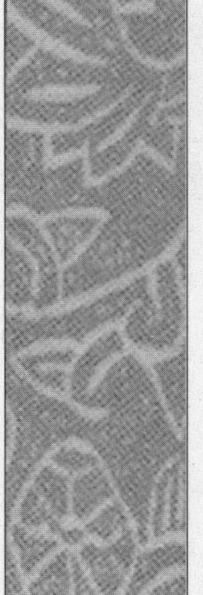

장어

몸은 뱀처럼 가늘고 길며 후반부가 옆으로 납작하다. 등지느러미, 꼬리지느러미, 뒷지느러미는 서로 연결된다. 배지느러미는 없고 비늘은 피부에 묻혀 있다. 등은 암갈색 혹은 흑갈색이고 배는 은백색이다. 하천, 호수, 늪, 논 등 거의 모든 담수 수계에서 살고 있다. 온난한 물을 좋아하고 육식성이며 겨울에는 활동하지 않는다. 5~12년 간 민물에서 보낸 뒤 바다에서 산란을 한다. 새끼는 봄철에 하천을 거슬러 올라간다. 식용, 약용으로 이용된다. 약으로 쓸 때는 탕으로 하거나 생피를 받아 사용한다. 주로 건강 보익 등에 이용한다.

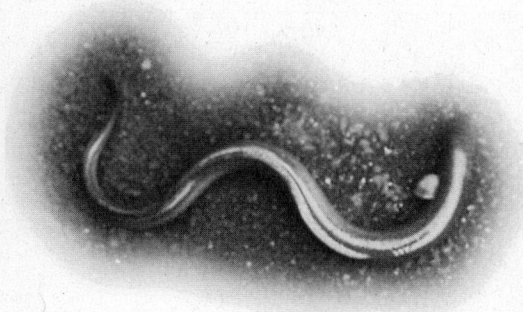

■ 폐결핵 : 2마리를 1회분 기준으로 간을 하지 말고 달여서 1일 2~3회씩 1주일 이상

　복용한다. 또는 생피를 받아서 소주잔으로 반잔을 1회분 기준으로 5회 이상 복용한다.

■ 폐렴 : 생피 6~8g을 1회분 기준으로 1일 2~3회씩 2~3일 복용한다.

■ 허약 체질 : 1~2마리를 1회분 기준으로 푹 고아서 5회 이상 복용한다.

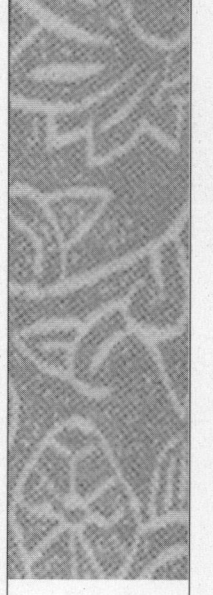

접
시
꽃

　　잎은 어긋나며 넓은 심장형인데 가장자리가 5~7갈래로 갈라지며 쭈글쭈글하고 톱니가 있다. 6~8월에 잎겨드랑이에서 접시 모양의 크고 납작한 꽃이 붉은색, 흰색, 노란색, 자주색으로 핀다. 꽃잎 다섯 개가 지붕의 기왓장처럼 겹쳐진다. 꽃은 그늘에서, 잎과 뿌리는 햇볕에서 건조시킨다. 관상용, 약용으로 이용된다. 약으로 쓸 때는 탕으로 하거나 환제, 산제로 하여 사용한다. 주로 운동계, 비뇨기과, 순환계 질환 등을 다스린다.

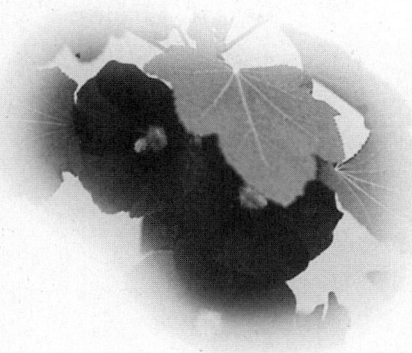

■ 각혈 : 온포기 또는 뿌리 10~20g을 1회분 기준으로 달이거나 환제로 하여 1일 2~3회씩 2~3일 복용한다.

■ 간염 : 온포기 또는 뿌리 15~10g을 1회분 기준으로 달여서 1일 2~3회씩 1주일 정도 복용한다.

■ 관절염 : 잎 또는 뿌리 15~20g을 1회분 기준으로 달여서 1일 2~3회씩 1주일 이상 복용한다.

■ 신장병 : 잎 또는 뿌리 15~20g을 1회분 기준으로 달여서 1일 2~3회씩 1주일 정도 복용한다.

■ 풍 : 잎 또는 뿌리 15~20g을 1회분 기준으로 달여서 1일 2~3회씩 1주일 정도 복용한다.

■ 해열 : 잎 또는 뿌리 15~20g을 1회분 기준으로 달이거나 환제 또는 산제로 하여 4~5회 복용한다.

꽃잎을 생식하거나 떡에 넣어

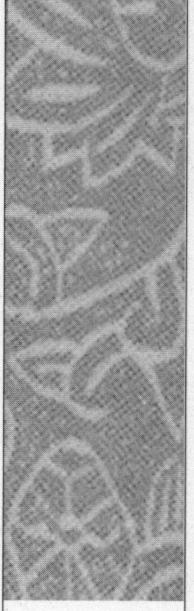

진달래

　3~4월에 잎보다 먼저 가지 끝의 곁눈에서 연홍색 또는 자홍색 꽃이 핀다. 관상용, 식용, 약용으로 이용된다. 꽃잎은 생식하거나 떡에 넣어 먹는다. 약으로 쓸 때는 탕으로 하거나 술을 담가 사용한다. 독성이 있으므로 많이 쓰지 않는 것이 좋고, 허약 체질인 사람은 신중히 사용한다.

■ 각혈 : 뿌리 3~5g을 1회분 기준으로 달여서 1일 2~3회씩 2~3일 복용한다. 꽃은 술로 담가서 복용한다.

■ 강장 보호 : 꽃 5~6g을 1회분 기준으로 달여서 1일 2~3회씩 4~5일 복용한다.

■ 고혈압 : 뿌리 3~5g을 1회분 기준으로 달여서 1일 2~3회씩 1주일 정도 복용한다.

■ 신경통 : 뿌리 3~5g을 1회분 기준으로 달여서 1일 2~3회 5일 정도 복용한다.

■ 월경 이상 : 뿌리 4~5g을 1회분 기준으로 달여서 1일 2~3회씩 4~5일 복용한다.

■ 조루 : 뿌리 4~5g을 1회분 기준으로 달여서 1일 2~3회씩 4~5일 복용한다.

■ 타박상 : 뿌리 4~5g을 1회분 기준으로 달여서 5~6회 복용한다.

■ 혈액 순환 : 꽃 또는 뿌리 4~5g을 1회분 기준으로 달여서 1일 2~3회씩 1주일 정
도 복용한다.

타원형이며 물결 모양

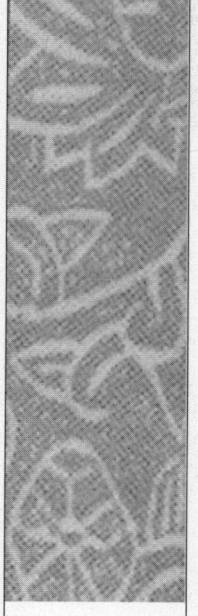

질경이

    잎은 뿌리에서 모여 나 비스듬히 퍼지며 밑부분이 넓어져서 서로 감싼다. 타원형 또는 계란형이며 가장자리가 물결 모양이고 평행맥이 5개 정도 있다. 잎자루는 긴 편이다. 6~8월에 깔때기 모양의 하얀 잔꽃이 촘촘히 핀다. 식용, 약용으로 이용된다. 어린 잎과 뿌리를 봄에 식용한다. 약으로 쓸 때는 탕으로 하거나 환제, 산제 또는 생즙을 내서 사용한다. 각종 혈증에 즙을 내서 5~6회 복용한다. 주로 비뇨기, 호흡기 질환 등을 다스린다.

- 각기 : 온포기 또는 씨 4~8g+삽주뿌리 3g을 1회분 기준으로 달여서 1일 2~3회씩 3~4일 공복에 복용한다.
- 간염 : 온포기 또는 뿌리 6~8g을 1회분 기준으로 달여서 1일 2~3회씩 10일 정도 복용한다.
- 감기 : 씨 6~8g을 1회분 기준으로 달이거나 산제로 하여 1일 2~3회씩 2~3일 복용한다.
- 강심제 : 씨 6~8g을 1회분 기준으로 달이거나 산제로 하여 1일 2~3회씩 4~5일 복용한다.
- 거담 : 온포기 또는 씨 6~8g을 1회분 기준으로 달여서 1일

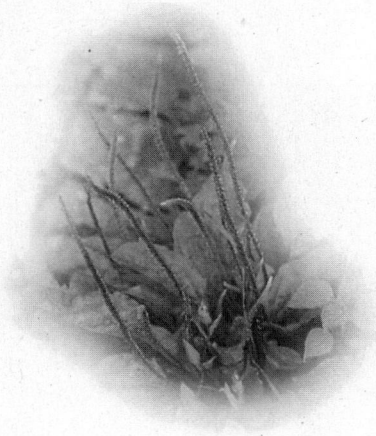

2～3회씩 5～6일 복용한다.

■ 고혈압 : 온포기 6～8g을 1회분 기준으로 달여서 1일 2～3회씩 10일 정도 복용한다.

■ 곽란(癨亂) : 온포기 또는 씨 6～8g을 1회분 기준으로 달여서 2회 정도 복용한다.

■ 관절염 : 씨 5～8g을 1회분 기준으로 달여서 1일 2～3회씩 10일 정도 복용한다.

■ 기침 : 온포기 또는 뿌리 6～8g을 1회분 기준으로 달여서 1일 2～3회씩 4～5일 복용한다.

■ 늑막염 : 온포기 또는 뿌리 6～8g을 1회분 기준으로 달여서 1일 2～3회씩 1주일 정도 복용한다.

■ 다래끼 : 온포기 또는 씨 6～8g을 1회분 기준으로 달여서 1일 2～3회씩 4～5일 복용한다.

■ 딸꾹질 : 온포기 또는 씨 6～8g을 1회분 기준으로 달여서 2～3회 복용한다.

■ 신장결석 : 온포기 또는 씨 6～8g을 1회분 기준으로 달여서 1일 2～3회씩 1주일 이상 복용한다.

■ 안질 : 온포기 또는 씨 8g을 1회분 기준으로 달여서 1일 2～3회씩 3～4일 복용한다.

■ 요도염 : 온포기 또는 씨 6～8g을 1회분 기준으로 달여서 1일 2～3회씩 1주일 정도 복용한다.

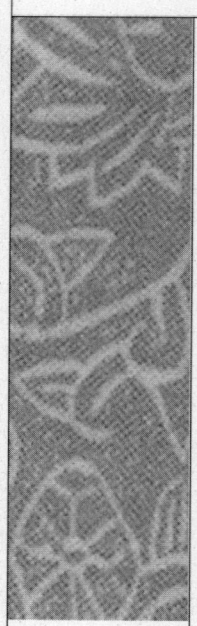

■ 요통 : 씨 또는 뿌리 8~10g을 1회분 기준으로 달여서 1일 2~3
회씩 1주일 이상 복용한다.

■ 충치 : 온포기 6~8g을 1회분 기준으로 달여서 3~4회 복용하
면서 그 물을 5~6회 입에 오래 담고 있는다.

■ 토사곽란 : 온포기 또는 씨 7~8g을 1회분 기준으로 달여서
3~4회 복용한다.

■ 폐결핵 : 온포기 6~8g을 1회분 기준으로 달이거나 환제 또는 산
제로 하여 1일 2~3회씩 10일 이상 복용한다.

■ 혈변 : 온포기 또는 씨 6~8g을 1회분 기준으로 달이거나 산제로
하여 4~5회 복용한다.

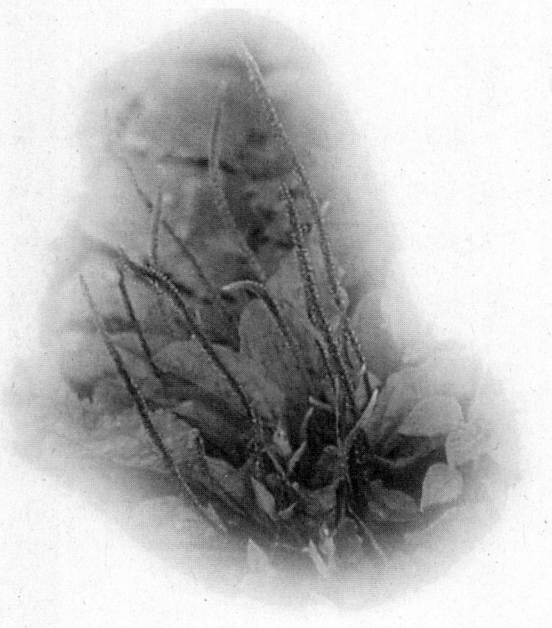

208 약이 되는 먹을거리

209

뿌리 껍질은 술로

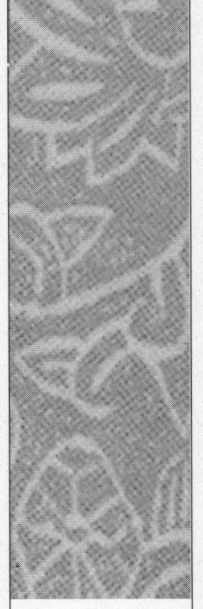

찔레나무

잎은 어긋나며 5~9개의 작은 잎으로 구성되어 있다. 작은 잎은 끝이 뾰족하고 가장자리에 잔톱니가 있으며 뒷면에 잔털이 있다. 5~6월에 흰색 또는 연한 홍색의 꽃이 가지 끝에서 핀다. 갈고리 모양의 가시가 있으며 가지 끝이 밑으로 처진다. 관상용, 생울타리용, 약용 등으로 이용된다. 약으로 쓸 때는 탕으로 하거나 환제, 산제로 하여 사용하며 뿌리껍질은 술을 담근다. 주로 비뇨기, 신경계 질환을 다스리며 통증 등에 효험이 있다.

- 각기 : 덜 익은 열매 3~8g을 1회분 기준으로 달여서 1일 2~3회씩 2~3일 복용한다. 단, 기준량을 초과하면 설사의 위험이 따른다.

- 강장 보호 : 덜 익은 열매 6~8g을 1회분 기준으로 달여서 1일 2~3회씩 1주일 정도 복용한다. 단, 기준량을 초과하면 설사의 위험이 따른다.

- 관절염 : 덜 익은 열매 5~8g을 1회분 기준으로 달여서 1일 2~3회씩 1주일 정도 복용한다. 술로 담가서도 복용한다.

- 두드러기 : 덜 익은 열매 7~8g을 1회분 기준으로 달여서 3~4

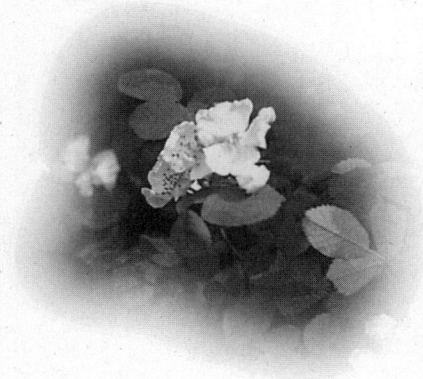

회 복용한다.

■ 변비 : 덜 익은 열매 6~8g을 1회분 기준으로 달여서 1일 2~3회씩 5~6일 복용한다.

■ 수종(水腫) : 덜 익은 열매 6~8g을 1회분 기준으로 달여서 1일 2회씩 1주일 정도 복용한다. 단, 기준량을 초과하면 설사의 위험이 따른다.

■ 치통 : 덜 익은 열매 7~8g을 1회분 기준으로 달여서 4~5회 복용한다. 단, 기준량을 초과하면 설사의 위험이 따른다.

■ 풍 : 덜 익은 열매 6~8g을 1회분 기준으로 달이거나 환제 또는 산제로 하여 1일 2~3회씩 1주일 정도 복용한다. 술로 담가서도 복용한다. 단, 기준량을 초과하면 설사의 위험이 따른다.

검정색, 흰색, 노란색 씨앗

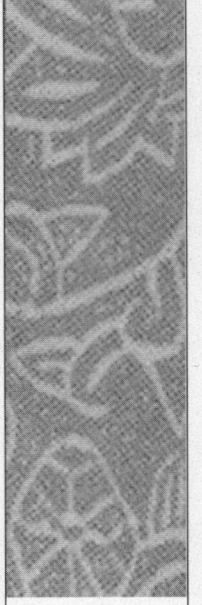

참깨

잎은 마주나거나 윗부분에서 때로 어긋나며 가장자리가 밋밋하고 끝이 뾰족하다. 밑부분의 잎은 3개로 갈라지기도 한다. 꽃은 7~8월에 윗부분의 잎겨드랑이에서 나팔 모양을 하고 1개씩 달려 흰색 바탕에 연한 자줏빛으로 핀다. 9월에 원기둥형의 열매가 누렇게 익으면 끝에서부터 터져 여러 방에서 검정색, 흰색, 노란색 등의 씨앗이 나온다. 약으로 쓸 때는 탕으로 하거나 기름을 내서 사용한다. 주로 순환계, 운동계 등을 다스리며 소화기, 해독, 산과 질환 등에 효험이 있다.

- 고혈압 : 참기름 15~20g을 1회분 기준으로 1일 2~3회씩 10일 정도 공복에 복용한다.
- 관절염 : 참기름 20g을 1회분 기준으로 소주 반잔과 섞어 1일 2~3회씩 1주일 정도 복용한다.
- 광견병 : 참기름을 20g 정도를 복용하고 아울러 개에 물린 상처에 10회 정도 바른다.
- 기침 : 참기름 10g+갱엿 15g을 1회분 기준으로 1일 2회씩 3~4일 복용한다.

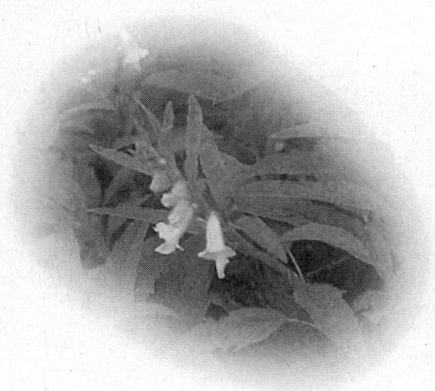

■ 뇌졸중 : 참기름 15～20g을 1회분 기준으로 3～4일 공복에 복용한다.

■ 다래끼 : 참기름 15～20g을 1회분 기준으로 2～3회 복용하면서 아울러 환부에 자주 바른다.

■ 당뇨 : 참기름 15～20g을 1회분 기준으로 1일 2～3회씩 15일 이상 공복에 복용한다.

■ 동맥경화 : 참기름 15～20g을 1회분 기준으로 1일 2～3회씩 5～7일 공복에 복용한다.

■ 사마귀 : 참기름을 자주 바르면 어느새 없어진다.

■ 산후 복통 : 참기름 15～20g을 1회분 기준으로 6～7회 공복에 복용한다.

■ 신경 쇠약 : 참기름 15～20g+소주 1잔을 1회분 기준으로 1일 2～3회씩 1주일 이상 복용한다.

■ 안질 : 참기름 1～2방울을 1회분 기준으로 1일 2회씩 3일 정도 환부에 넣는다.

■ 염증 : 참기름 15～20g을 1회분 기준으로 3～5회 공복에 복용하면서 3～4회 환부에 발라준다.

■ 위염 : 참기름 15～20g을 1회분 기준으로 1주일 정도, 급성에는 소주를 반잔 섞어 3～4회 마시고, 만성에는 식사 30분 전 공복에 복용한다.

■ 저혈압 : 참깨 15g+좁쌀 한 움큼+검정콩 10g을 1회분 기준으로 함께 볶아 가루내어 20일 이상 복용한다.

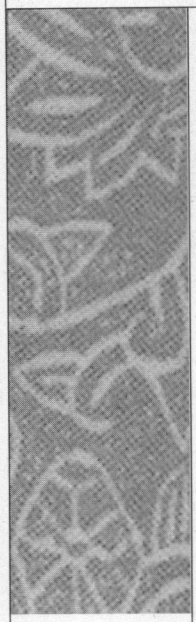

- 치통 : 참기름을 3회 이상 입에 담고 있는다.
- 타박상 : 참기름 15~20g을 1회분 기준으로 5~6회 복용하면서 아울러 환부에 바른다.
- 편도선염 : 참기름 15~20g을 1회분 기준으로 1일 2~3회씩 3~4일 복용한다.
- 폐결핵 : 참기름 15~20g을 1회분 기준으로 1일 2~3회씩 10일 정도 공복에 복용한다. 또는 소주 반잔에 같은 양의 참기름을 섞어 복용한다.
- 학질 : 참기름 15~20g을 1회분 기준으로 1일 3~4회씩 3~4일 복용한다.
- 허약 체질 : 참기름 15~20g을 1회분 기준으로 1일 2~3회씩 1주일 이상 공복에 생식한다. 또는 소주 반반과 같은 양의 참기름을 섞어서 복용한다.
- 회충 : 참기름 20g을 1회분 기준으로 3회 정도 공복에 복용한다.

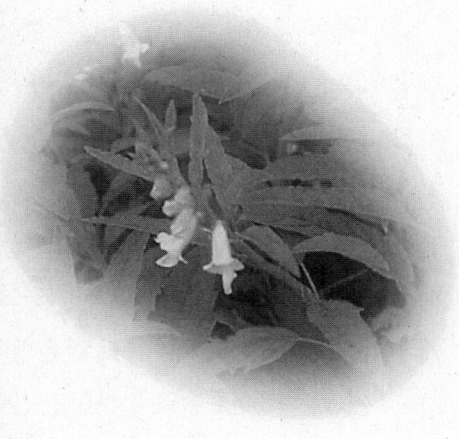

열매는 생식하고, 꼭지는 말려서

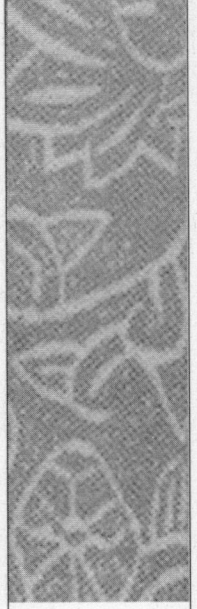

참외

잎은 각 마디에서 어긋나며 털이 있는 잎자루가 길다. 심장형에다 손바닥 모양으로 얕게 갈라지고 가장자리에 톱니가 있다. 6~7월에 노란색의 꽃이 잎겨드랑이에 달려 핀다. 7~8월에 원기둥처럼 생긴 타원형의 열매가 열리는데 표면은 반질반질하며 황록색, 황색, 녹백색으로 익고 손에는 황백색의 납작한 씨앗이 500개 가량 들어 있다. 원줄기는 길게 옆으로 뻗으며 전체에 가시 같은 털이 있고 덩굴손으로 감아 오른다. 약으로 쓸 때는 열매는 생식하고 열매의 꼭지는 말려서 산제로 하여 사용한다. 주로 소화기 질환 등을 다스리며 음식물의 체증에도 효험이 있다.

- 구토 : 참외꼭지 2~3g을 1회분 기준으로 달여서 2~3회 복용한다.
- 담석증 : 참외꼭지 2~3개를 1회분 기준으로 달여서 3~4회 복용한다.
- 동상 : 줄기 생즙을 내서 5~6회 환부를 담근다.
- 생리통 : 열매 1~2개를 1회분 기준으로 3~4회 생식한다.
- 숙취 : 참외꼭지 2~3개를 1회분 기준으로 달여서 2회 정도 복용

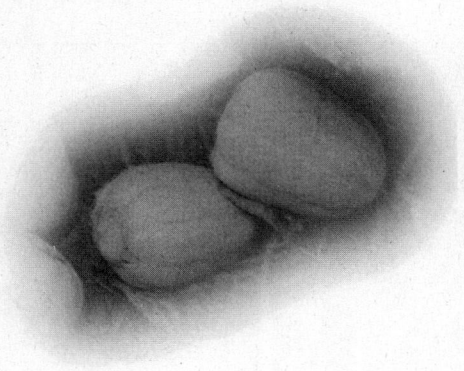

한다.

■ 축농증 : 참외꼭지 2~3개를 1회분 기준으로 달여서 1일 2~3회씩 2일 정도 복용한다.

■ 황달 : 참외꼭지 2~3개를 1회분 기준으로 말려 가루내어 코에다 넣고 재채기를 한다. 또는 달이거나 산제로 하여 1일 2~3회씩 3~4일 복용한다.

잎은 뿌리에서 모여 나며

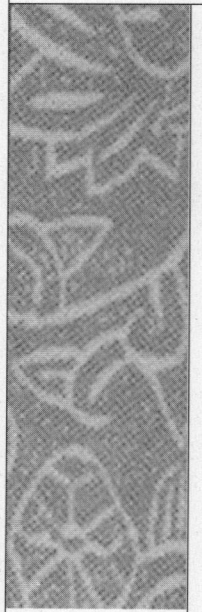

창포

잎은 뿌리에서 모여 나며 창검같이 뾰족하고 길다. 가장 자리가 밋밋하고 밑부분은 서로 얼싸안는다. 평행맥이 있다. 꽃은 6~7월에 황록색으로 피며 꽃줄기의 중앙부에 달린다. 8~9월에 긴 타원형의 열매가 붉은색으로 익는다. 뿌리는 굵고 옆으로 뻗으며 마디가 많은데 적갈색이고 수염뿌리가 많다. 관상용, 약용으로 이용된다. 약으로 쓸 때는 탕으로 하거나 산제로 하여 사용한다. 주로 부인과, 소화기, 호흡기 질환 등을 다스린다.

■ 각기 : 뿌리 4~6g을 1회분 기준으로 달여서 1일 1~2회씩 2~3일 공복에 복용한다.

■ 감창 : 뿌리를 진하게 달여서 그 물로 10회 이상 환부를 씻어낸다.

■ 거담 : 뿌리 4~6g을 1회분 기준으로 달여서 1일 2~3회씩 4~5일 복용한다.

■ 건망증 : 뿌리 4~6g을 1회분 기준으로 달여서 1일 2~3회씩 1주일 정도 복용한다.

■ 경기(驚氣) : 뿌리 4~6g을 1회분 기준으로 달여서 1일 2~3회씩 1주일 정도 복용한다.

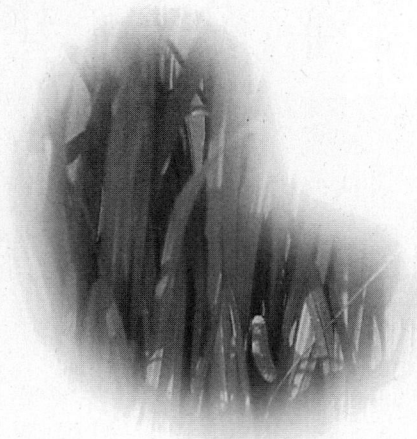

■ 기관지염 : 뿌리 4~6g을 1회분 기준으로 달여서 5~6회 복용한다.

■ 기미 : 뿌리를 생즙을 내어 10회 이상 얼굴에 마사지하듯 펴 바른다.

■ 뇌졸중 : 뿌리 4~6g을 1회분 기준으로 달여서 1일 2~3회씩 4~5일 복용한다.

■ 두통 : 뿌리 4~6g을 1회분 기준으로 달여서 1일 2~3회씩 2~3일 복용한다.

■ 신장병 : 뿌리 4~6g을 1회분 기준으로 달이거나 산제로 하여 1일 2~3회씩 1주일 정도 복용한다.

■ 위염 : 뿌리 5~6g을 1회분 기준으로 달여서 1일 2~3회씩 1주일 정도 복용한다(만성).

■ 정신분열 : 뿌리 5~6g을 1회분 기준으로 달여서 1일 2~3회씩 10일 이상 복용한다.

■ 치통 : 뿌리를 달여서 그 물을 5~6회 입에 담고 있는다.

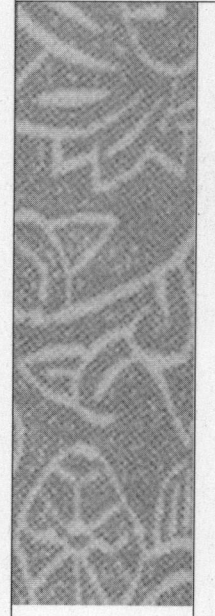

청개구리

등은 보통 녹색이나 황록색 바탕에 진한 녹색 또는 흑갈색의 불규칙한 무늬가 있다. 배는 대체로 황백색이나 간혹 백색을 띤다. 뒷다리는 길고 물칼퀴가 잘 발달되어 있다. 발가락 끝에 흡반이 있어서 나무에 잘 오른다. 약으로 쓸 때는 청개구리를 생으로 상추나 배춧잎에 싸서 씹지 않고 삼킨다. 또는 나뭇잎이나 나뭇가지에 얽어놓은 청개구리집을 채취하여 물에 삶아서 그 물을 마셔도 좋다. 주로 운동계, 신경계 질환 등을 다스린다.

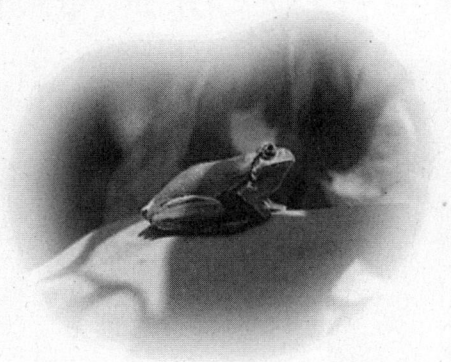

■ 골절증 : 1마리를 1회분 기준으로 상추에 싸서 생식한다. 또는 2〜3마리를 푹 고아서
  복용한다.

■ 수종(水腫) : 1마리를 1회분 기준으로 달여서 1일 1회씩 3일 정도 복용한다.

■ 출혈 : 1마리를 1회분 기준으로 달여서 3〜4회 복용한다.

■ 타박상 : 1마리를 1회분 기준으로 달여서 1일 2회씩 2〜3일 복용한다.

약으로 쓸 때는 탕이나 환제로

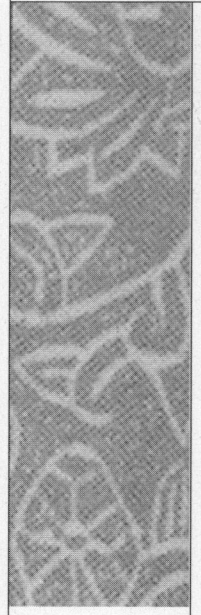

측백나무

　　잎은 작은 비늘 모양으로 다닥다닥 붙어 나는데 가운뎃잎은 마름모꼴, 곁잎은 계란 모양을 이룬다. 청록색 바탕에 흰 점이 약간 있다. 꽃은 4월에 피는데 수꽃은 지난해에 돋은 가지 끝에 1개씩 달린다. 연한 자갈색인 암꽃은 공처럼 둥글다. 9~10월에 둥근 계란 모양의 열매가 청록색에서 자갈색으로 익는다. 관상용, 약용으로 이용된다. 약으로 쓸 때는 탕으로 하거나 환제, 산제로 하여 사용한다. 주로 소화기 질환과 건강생활 등에 효험이 있으며 혈증을 다스린다.

- 각혈 : 씨 8~10g을 1회분 기준으로 달여서 1일 2~3회씩 2~3일 복용한다.
- 간질 : 씨 8~10g을 1회분 기준으로 달이거나 산제로 하여 1일 2~3회씩 2~3일 복용한다.
- 강장 보호 : 씨 8~10g을 1회분 기준으로 달여서 1일 2~3회씩 10일 정도 복용한다.
- 건비위 : 씨 8~10g을 1회분 기준으로 달여서 1일 2~3회씩 4~5일 복용한다. 복용중에 소리쟁이, 국화를 금한다.
- 고혈압 : 씨 8~10g을 1회분 기준으로 달여서 1일 2~3회씩 1

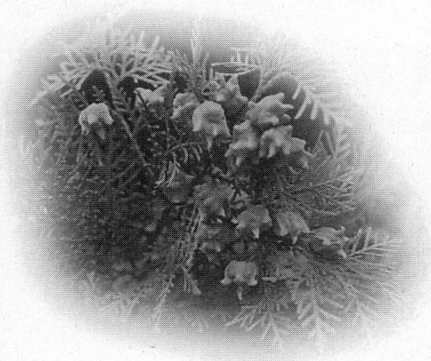

주일 정도 복용한다. 복용중에 소리쟁이, 국화를 금한다.

■ 자궁 출혈 : 잎 또는 씨 8~10g을 1회분 기준으로 달여서 1일 2~3회씩 4~5일 복용한다. 복용중에 국화, 소리쟁이를 금한다.

■ 장염 : 잎 또는 씨 8~10g을 1회분 기준으로 달여서 1일 2~3회씩 4~5일 복용한다.

■ 토사곽란 : 잎 또는 씨 8~10g을 1회분 기준으로 달여서 3~4회 복용한다.

■ 혈변 : 잎 또는 씨 8~10g을 1회분 기준으로 달이거나 환제 또는 산제로 하여 4~5회 복용한다. 술로 담가서도 복용한다. 복용중에 국화, 소리쟁이를 금한다.

열매는 긴 타원형으로

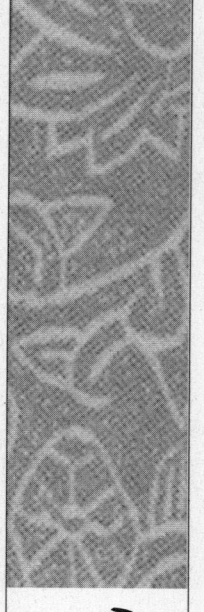

치자나무

잎은 마주나며 양면에 털이 없고 표면에 광택이 있다. 가장자리가 밋밋하며 끝이 뾰족하다. 세 잎이 돌려난다. 꽃은 6~7월에 흰색으로 피지만 지기 직전에 황색으로 변하여 가지 끝에 1개씩 달린다. 열매는 긴 타원형이고 세로로 6~7개의 모가 나 있는데 9~10월에 황홍색으로 익는다. 관상용, 약용으로 이용된다. 약으로 쓸 때는 탕으로 하거나 환제, 산제로 하여 사용한다. 주로 순환계 질환 및 외상, 부종에 효험이 있다.

- 각혈 : 열매 8~10g을 1회분 기준으로 달이거나 환제로 하여 1일 2~3회씩 2~3일 복용한다.
- 간염 : 열매 8~10g을 1회분 기준으로 달여서 1일 2~3회씩 1주일 정도 복용한다.
- 감기 : 열매 8~10g을 1회분 기준으로 달이거나 산제로 하여 1일 2~3회씩 2~3일 복용한다.
- 당뇨 : 열매 8~10g을 1회분 기준으로 달여서 1일 2~3회씩 15일 이상 복용한다.
- 안질 : 열매 10g을 1회분 기준으로 달여서 5~6회 복용한다.

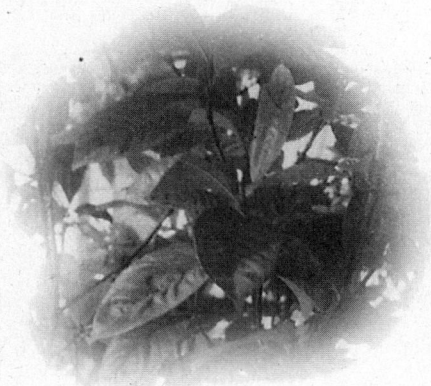

■ 어혈 : 열매를 우려내어 그 물에 밀가루를 반죽해서 5회 이상 환부에 갈아 붙인다.

■ 출혈 : 열매 8~10g을 1회분 기준으로 달이거나 환제 또는 산제로 하여 1일 2~3회씩 4~5일 복용한다.

■ 타박상 : 열매 8~10g을 1회분 기준으로 달여서 5~6회 복용하면서 그 물을 환부에 바른다.

■ 해열 : 열매 8~10g을 1회분 기준으로 달이거나 환제 또는 산제로 하여 4~5회 복용한다.

■ 황달 : 열매 8~10g을 1회분 기준으로 달이거나 환제 또는 산제로 하여 1일 2~3회씩 4~5일 복용한다.

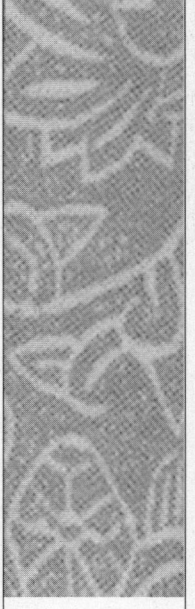

칡

잎은 어긋나며 잎자루가 길다. 작은 잎은 마름모꼴 또는 넓은 계란형이고 가장자리가 밋밋하거나 얕게 3갈래로 찢어진다. 끝이 뾰족하고 갈색 털이 나 있다. 꽃은 7~8월에 보라색 또는 홍자색으로 잎겨드랑이에서 나와 핀다. 9~10월에 열매가 익는다. 약으로 쓸 때는 탕으로 하거나 생즙을 내서 사용한다. 주로 소화기, 신경계, 순환계 질환 등을 다스리며 열증을 풀어준다.

■ 감기 : 뿌리 35~40g을 1회분 기준으로 달이거나 생즙을 내서 1일 2~3회씩 3~4일 복용한다. 술로 담가서도 복용한다.

■ 고혈압 : 뿌리 25~30g을 1회분 기준으로 달여서 1일 2~3회씩 10일 이상 복용한다. 술로 담가서도 복용한다. 복용중에 살구씨를 금한다.

■ 광견병 : 뿌리 30~40g을 1회분 기준으로 생즙을 내서 1일 2~3회씩 10일 정도 복용한다. 복용중에 살구씨를 금한다.

■ 구토 : 꽃 또는 뿌리 30~40g을 1회분 기준으로 달이거나 생즙을 내어 4~5회 복용한다. 술로 담가서도 복용한다. 복용중에는 살구씨를 금한다.

■ 기침 : 뿌리 생즙 30g을 1회분 기준으로 1일 2~3회씩 4~5

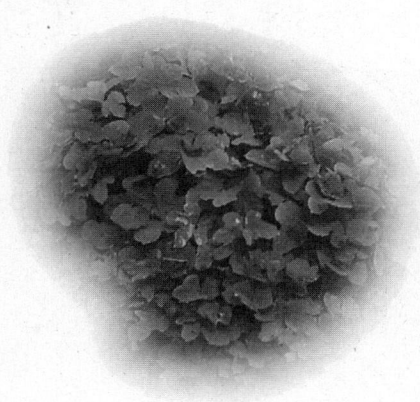

일 공복에 복용한다.

■ 당뇨 : 꽃 또는 뿌리 30~40g을 1회분 기준으로 달이거나 생즙을 내서 1일 2~3
회씩 20일 이상 복용한다. 술로 담가서도 복용한다.

■ 맹장염 : 뿌리 35~40g을 1회분 기준으로 달이거나 생즙을 내서 1일 2~3회씩
4~5일 복용한다.

■ 설사 : 꽃이나 씨 또는 뿌리 20~40g을 1회분 기준으로 2~3회, 꽃이나 씨는 달
여서, 뿌리는 생즙을 내어 복용한다.

■ 식중독 : 뿌리 35~40g을 1회분 기준으로 달이거나 생즙을 내어 3~4회 복용한다.

■ 위암 : 뿌리 35~40g을 1회분 기준으로 달이거나 생즙을 내어 1일 2~3회씩 10
일 이상 복용한다. 술로 담가서도 복용한다. 복용중에 살구씨를 금한다.

■ 조갈증 : 꽃이나 씨 또는 뿌리 15~40g을 1회분 기준으로 1일 2~3회씩 4~5일,
꽃이나 씨는 달여서 복용하고 뿌리는 생즙을 내어 복용한다. 꽃이나 씨는 술로 담가서도
복용한다. 복용중에 살구씨를 금한다.

■ 편도선염 : 뿌리 30~40g을 1회분 기준으로 달이거나 생즙을 내어 1일 2~3회씩
3~4일 복용한다. 술로 담가서도 복용한다. 복용중에 살구씨를 금한다.

■ 해열 : 뿌리 35~40g을 1회분 기준으로 달이거나 생즙을 내어 4~5회 복용한다.
술로 담가서도 복용한다. 복용중에 살구씨를 금한다.

■ 홍역 : 뿌리 35~40g을 1회분 기준으로 달이거나 생즙을 내어 1일 2~3회씩
4~5일 복용한다. 복용중에 살구씨를 금한다.

약으로 쓸 때는 주로 생으로

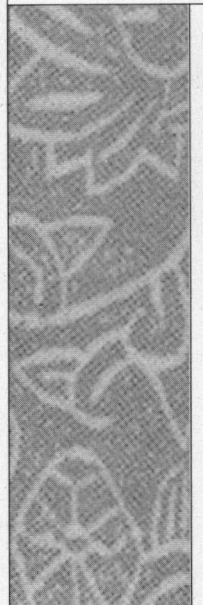

콩

　잎은 어긋나며 3개의 작은 잎으로 구성되어 있다. 타원형 또는 넓은 계란형이다. 가장자리가 밋밋하고 끝이 약간 뾰족하다. 꽃은 7~8월에 피며 자줏빛이 도는 홍색 또는 백색이고 잎겨드랑이에서 나비 모양으로 핀다. 9~10월에 열매 꼬투리가 영그는데 그 속에 씨앗이 2~3개 들어 있다. 공업용, 식용, 약용으로 이용된다. 약으로 쓸 때는 주로 생으로 씹지 않고 물로 삼킨다. 주로 소화기 질환 등을 다스리고 강장 보호에 효험이 있다.

- 각기 : 콩 40~50개를 삶아서 그 물을 2~3일 양껏 마신다. 또는 검정콩 15g+질경이씨 10g을 1회분 기준으로 달여서 1일 2~3회씩 2~3일 공복에 복용한다.
- 감기 : 메주콩 30~50g을 1회분 기준으로 달여서 1일 2~3회씩 2~3일 복용한다.
- 강장 보호 : 메주콩 80~100g을 1회분 기준으로 삶아서 1일 2~3회씩 1주일 정도 그 물을 복용한다.
- 광견병 : 검정콩 40~50개를 1회분 기준으로 삶아서 그 물과 함께 10회 정도 복용한다.

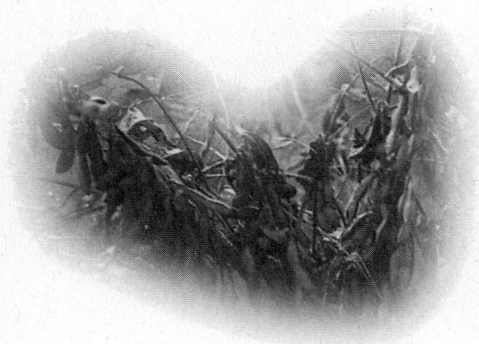

■ 뇌일혈 : 검정콩 20~30g을 1회분 기준으로 달여서 1일 2~3회씩 7~10일 복용한다.

■ 뇌졸중 : 콩 45~50개를 1회분 기준으로 달여서 1일 2~3회씩 1주일 정도 콩과 함께 복용한다.

■ 당뇨 : 콩 80~100g을 1회분 기준으로 푹 고아서 1일 2~3회씩 15일 이상 콩과 함께 복용한다.

■ 동상 : 메주콩을 얼려 자루에 넣은 뒤 3~4회 환부를 자루 속에 집어 넣는다.

■ 십이지장궤양 : 메주콩 10~15개를 1회분 기준으로 1일 3회씩 1개월 정도 식후 즉시 복용한다.

■ 위장염 : 메주콩 12~15개를 1회분 기준으로 1일 3회씩 1개월 정도 식후 즉시 복용한다(만성).

■ 편도선염 : 메주콩 50~70g을 1회분 기준으로 달여서 1일 2~3회씩 3~5일 복용한다.

■ 풍 : 검정콩 50~80개를 1회분 기준으로 달여서 1일 2~3회씩 1주일 정도 복용한다.

줄기와 가지는 녹색이며

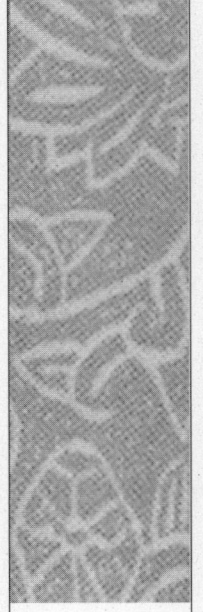

탱자나무

　　잎은 어긋나며 잎자루에 날개가 있다. 작은 잎은 계란형 이며 가장자리에 둔한 톱니가 있고 가죽질이다. 꽃은 5월에 잎보다 먼저 줄기 끝이나 잎겨드랑이에 1~2개씩 흰색으로 핀다. 8~9월에 열매가 노랗게 익는다. 줄기와 가지는 녹색 이며 길고 억센 가시가 나 있다. 약용 또는 생울타리용으로 이용된다. 약으로 쓸 때는 탕으로 하거나 환제, 산제로 하 여 사용한다. 주로 소화기, 호흡기 질환 등을 다스린다.

- 각기 : 덜 익은 열매 4~6g+민들레 뿌리 5g을 1회분 기준으로 달여서 1일 2~3회씩 3~4일 복용한다.
- 거담 : 덜 익은 열매 4~6g을 1회분 기준으로 달여서 1일 2~3 회씩 4~5일 복용한다.
- 두드러기 : 덜 익은 열매 4~6g을 1회분 기준으로 달여서 3~4 회 복용한다.
- 발한(發汗) : 덜 익은 열매 4~6g을 1회분 기준으로 달여서 2~3회 복용한다.
- 축농증 : 덜 익은 열매 4~6g을 1회분 기준으로 달여서 1일 2~3회씩 3~4일 복용한다.

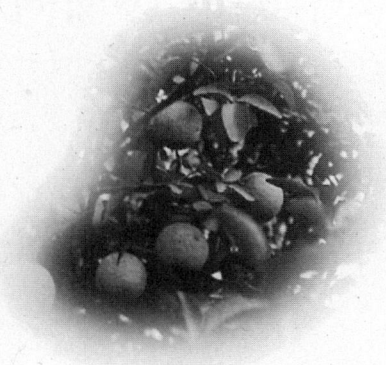

■ 편도선염 : 덜 익은 열매 5～6g을 1회분 기준으로 달이거나 환제 또는 산제로 하여 1
  일 2～3회씩 3～4일 복용한다.

■ 해열 : 덜 익은 열매 4～6g을 1회분 기준으로 달이거나 환제 또는 산제로 하여
  4～5회 복용한다.

■ 황달 : 덜 익은 열매 4～6g을 1회분 기준으로 달이거나 환제 또는 산제로 하여 1일
  2～3회씩 1주일 정도 복용한다.

고온다습한 곳에서

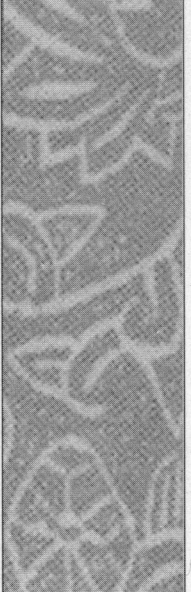

토란

잎은 뿌리에서 돋아 높이가 1m 정도로 자란다. 계란 모양의 넓은 타원형으로 코끼리의 귀 같으며 가장자리가 물결 모양이다. 고온성 식물로서 고온다습한 곳에서 잘 자란다. 땅 속에서 실이 많은 알줄기가 여러 개 감자 모양으로 달린다. 식용, 약용으로 이용된다. 약으로 쓸 때는 생식하거나 익혀서 먹거나 생즙을 내서 사용한다. 추로 피부과, 이비인후과 질환 등을 다스린다.

- 동상 : 토란을 생즙을 내서 10회 정도 환부에 바른다.
- 맹장염 : 토란 15~20g을 1회분 기준으로 생즙을 내서 1일 2~3회씩 4~5일 복용하거나 환부에 바른다.
- 백일해 : 토란 생즙 15~20g을 1회분 기준으로 2회씩 4~5일 복용한다.
- 벌에 쏘였을 때 : 토란 생즙을 환부에 발라준다.
- 복막염 : 토란 생즙 15~20g을 1회분 기준으로 1일 2~3회씩 1주일 정도 복용하거나 삶은 물을 복용해도 효험이 있다.
- 설사 : 토란 생즙 20~25g을 1회분 기준으로 2~3회 복용한다. 토란국을 2~3회 많이 먹어도 좋다.

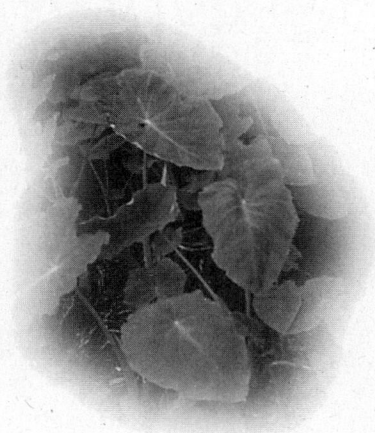

■ 신경통 : 토란 생즙 15~20g을 1회분 기준으로 1일 2~3회씩 1주일 정도 복용하면서 그 물을 환부에 발라준다.

■ 중이염 : 토란 생즙을 솜에 적셔 5~6회 환부에 갈아가며 끼워넣는다.

■ 치질 : 토란 생즙을 1일 3~5회씩 1주일 정도 환부에 바른다.

■ 타박상 : 토란 생즙을 10회 이상 환부에 바른다.

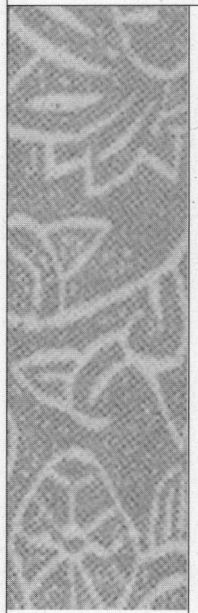

토마토

    잎은 어긋나며 9~19개의 작은 잎으로 구성되어 있다. 작은 잎은 계란형 또는 긴 타원형이며 가장자리에 톱니가 있고 끝이 뾰족하다. 꽃은 잎겨드랑이에서 노란색으로 핀다. 동글납작한 열매가 붉게 익는다. 가지가 많이 갈라지며 줄기가 땅에 닿으면 어느 부분에서나 뿌리가 내린다. 줄기나 잎에는 부드러운 흰 털이 빽빽이 나 있다. 약으로 쓸 때는 생식하거나 생즙을 내서 사용한다. 주로 소화기, 순환계 질환 등을 다스린다.

- 간경변증 : 열매 80~130g을 1회분 기준으로 생식하거나 생즙을 내어 1일 2~3회씩 4~5일 복용한다.
- 강장 보호 : 열매 100~130g을 1회분 기준으로 1일 2~3회씩 15일 이상 생식한다.
- 고혈압 : 열매 80~130g을 1회분 기준으로 1일 3회씩 10일 이상 생식한다.
- 당뇨 : 열매 80~130g을 1회분 기준으로 1일 2~3회씩 15일 이상 생식한다.
- 딸꾹질 : 열매를 2~3회 양껏 먹는다.

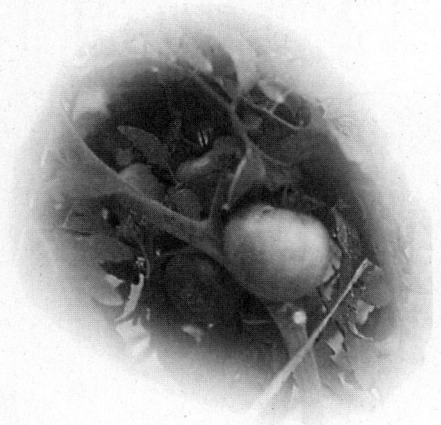

■ 소화불량 : 열매 80~100g을 1회분 기준으로 1일 5~6회씩 1주일 정도 공복에 생식한다.

■ 야맹증 : 평소에 토마토를 양껏 장복한다.

■ 정신분열 : 열매 80~130g을 1회분 기준으로 1일 2~3회씩 10일 정도 생식한다.

특이한 향취가 있어 조미료로

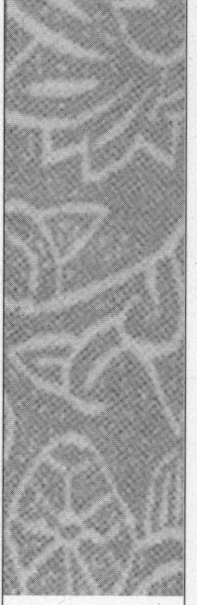

파

뿌리에 수염이 많고 흰색이다. 특이한 향취가 있어 생식하거나 조미료 등으로 사용한다. 주로 식용으로 이용된다. 약으로 쓸 때는 주로 탕으로 하여 사용한다. 주로 호흡기 질환을 다스리며 건강생활에 이용된다. 가을에서 이듬해 5월에 구할 수 있으며 장기간 사용해도 무방하다.

- 구충 : 비늘줄기 2~3g을 1회분 기준으로 달여서 2회 정도 복용한다.
- 기관지염 : 비늘줄기 2~3개를 1회분 기준으로 달여서 5~6회 복용한다.
- 기침 : 비늘줄기 2~3뿌리를 1회분 기준으로 달여서 1일 2~3회씩 4~5일 복용한다.
- 대변불통, 두통 : 비늘줄기 2~3개를 1회분 기준으로 달여서 1일 2~3회씩 2~3일 복용한다.
- 명목(눈이 침침하여 사물을 알아보기가 쉽지 않을 때) : 비늘줄기 2~3개를 1회분 기준으로 달여서 1일 2~3회씩 5일 이상 복용한다.
- 불면증 : 비늘줄기 2~3개를 1회분 기준으로 달여서 1일 2~3회

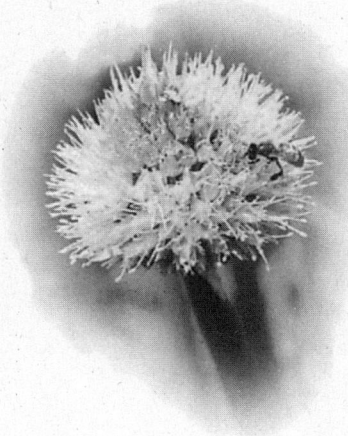

씩 3~4일 복용한다.

■ 소화불량 : 비늘줄기 또는 뿌리 25~30g을 1회분 기준으로 달여서 1일 2회씩 5일 복용한다.

■ 알레르기 : 비늘줄기 3개와 뿌리 3g을 1회분 기준으로 달여서 1일 2회씩 4~5일 복용한다.

■ 월경 이상 : 비늘줄기 3~4개를 1회분 기준으로 달여서 1일 2~3회씩 1주일 정도 공복에 복용한다.

■ 축농증 : 비늘줄기 2~3개를 1회분 기준으로 달여서 1일 2~3회씩 3~4일 복용한다.

부종에 효험

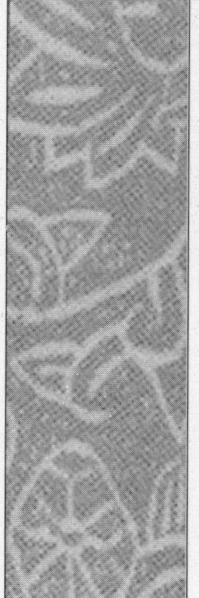

팥

잎은 어긋나며 긴 잎자루 끝에 3개의 작은 잎이 달린다. 꽃은 7~8월에 잎겨드랑이에서 긴 꽃줄기가 나와 2~12개가 노란색으로 핀다. 8~9월에 열리는 긴 원기둥형의 열매 꼬투리 속에 6~10개의 씨앗이 들어 있다. 씨앗은 타원형으로 양끝이 둥글다. 식용, 약용 등 다용도로 쓰인다. 약으로 쓸 때는 탕, 산제로 하거나 생즙을 내서 사용한다. 주로 이비인후과, 순환계 질환 등을 다스리며 부종에 효험이 있다.

- 각기 : 팥 30~45g을 1회분 기준으로 삶아서 그 물을 1일 2~3회씩 2~3일 복용한다.
- 기미 : 팥 40~45g을 1회분 기준으로 달여서 5~6회 복용하면서 그 물로 10회 이상 얼굴을 씻는다.
- 당뇨 : 팥 40~45g을 1회분 기준으로 달여서 1일 2~3회씩 10일 이상 복용한다.
- 변비 : 팥 40~45g을 1회분 기준으로 생즙을 내서 1일 2~3회씩 1주일 정도 공복에 복용한다.
- 신장병 : 팥 40~45g을 1회분 기준으로 삶아서 1일 2~3회씩 1주일 이상 그 물을 복용한다.

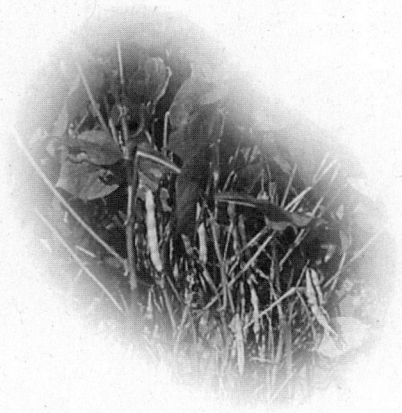

■ 심장병 : 팥 40~45g을 1회분 기준으로 달여서 1일 2~3회씩 10일 정도 복용한다.

■ 여드름 : 팥을 삶아서 그 물을 10회 이상 얼굴에 바른다.

■ 주근깨 : 팥을 삶아서 그 물을 10회 이상 얼굴에 펴바른다.

■ 해열 : 팥 40~45g을 1회분 기준으로 달이거나 생즙 또는 산제로 하여 4~5회 복용한다.

동글동글한 열매

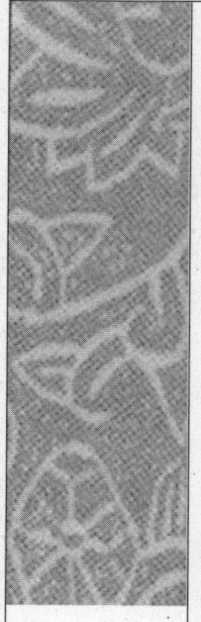

포 도 나 무

잎은 어긋나고 홑잎이며 둥근 심장형인데 손바닥처럼 3
~5갈래로 갈라지고 톱니가 있다. 5~6월에 황록색 또는 엷
은 녹색의 꽃이 작은 송이 모양으로 많이 달린다. 8~10월
에 동글동글한 열매가 많이 열린다. 덩굴은 길고 가지가 많
으며 다른 물체를 덩굴손으로 감아 오른다. 약으로 쓸 때는
탕으로 하거나 생식한다. 또는 술을 담가두고 사용한다. 주
로 허약 체질과 당뇨 등에 효험이 있다.

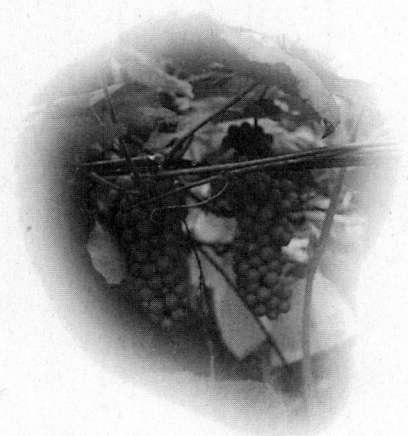

■ 당뇨 : 열매 50~60g을 1회분 기준으로 3개월 정도 먹으면 특효하다.

■ 식욕 부진 : 열매 50~60g을 1회분 기준으로 달여서 1일 2~3회씩 10일 이상 복용한다. 생식을 하거나 술로 담가서도 복용한다.

■ 허약 체질 : 뿌리 4~5g 또는 열매 50~60g을 1회분 기준으로 달여서 1일 2~3회씩 15일 이상 복용한다. 열매는 술로 담가서도 복용한다.

한국의 대표 버섯

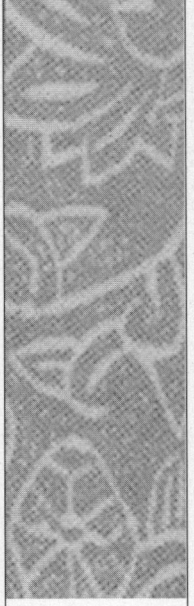

표고

　봄에서 가을까지 산림의 졸참나무, 상수리나무, 떡갈나무, 밤나무 등의 고목이나 잘린 나무등걸에서 기생 또는 자생한다. 한국의 재배 버섯 중 대표적인 품종이다. 갓은 지름이 5~13cm인데 드물게는 20cm에 이르는 것도 있다. 자루는 길이 3~6cm, 지름 1cm 정도이다. 갓의 모양은 둥글거나 신장 모양을 하고 있다. 육질이며 비타민D가 많아 식용한다. 약으로 쓸 때는 탕으로 하여 사용한다. 주로 이비인후과, 소화기, 순환계 질환 등을 다스린다.

- 강장 보호 : 버섯 12~15g을 1회분 기준으로 달여서 1일 2~3회씩 10일 정도 복용한다.
- 고혈압 : 버섯 10~15g을 1회분 기준으로 달여서 1일 2~3회씩 1주일 이상 복용한다.
- 구토 : 버섯 10~15g을 1회분 기준으로 달여서 4~5회 복용한다.
- 기침 : 버섯 10~15g을 1회분 기준으로 달여서 1일 2회씩 3~4일 복용한다.
- 동상 : 버섯을 삶아서 그 물에 4~5회 환부를 담근다.

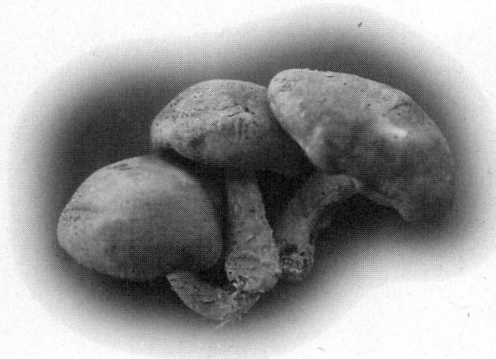

■ 식욕 부진 : 버섯 12~15g을 1회분 기준으로 달여서 1일 2~3회씩 1주일 정도 복용한다.

■ 암 : 버섯 12~15g을 1회분 기준으로 달여서 1일 2~3회씩 10일 이상 복용한다.

■ 위경련 : 버섯 12~15g을 1회분 기준으로 달여서 4~5회 복용한다.

■ 중풍 : 버섯 12~15g을 1회분 기준으로 달여서 1일 2~3회씩 10일 이상 복용한다.

■ 편도선염 : 버섯 12~15g을 1회분 기준으로 달여서 1일 2~3회씩 3~4일 복용한다.

■ 허약 체질 : 버섯 10~15g을 1회분 기준으로 달여서 1일 2~3회씩 10일 이상 복용한다.

꽃받침이 꽃잎처럼 보이며

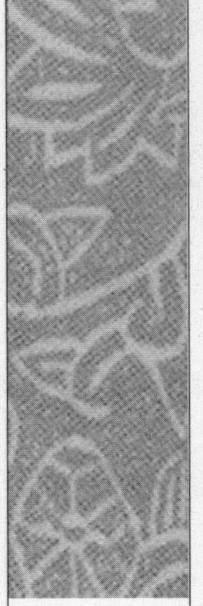

할미꽃

뿌리에서 뭉쳐나며 긴 자루가 있고 긴 타원형의 깃꼴로 깊게 갈라진다. 5개의 작은 잎으로 구성되어 있다. 꽃은 4～5월에 적자색으로 줄기 끝에 1개가 밑을 향해 달린다. 꽃받침 조각은 6개로서 겉에 흰 털이 빽빽이 나 있으나 안쪽에는 털이 없다. 꽃받침이 꽃잎처럼 보이며 꽃잎은 없다. 5～6월에 긴 계란 모양의 열매가 둥글게 모이는데 모두 백색의 긴 털이 있다. 약용으로 이용된다. 약으로 쓸 때는 탕으로 하거나 환제, 산제로 하여 사용한다. 주로 신경계, 이비인후과, 순환계, 피부과 질환 등을 다스린다.

- 과민성 대장염 : 뿌리 6～8g을 1회분 기준으로 달여서 1일 2～3회씩 4～5일 복용한다.
- 냉병 : 뿌리 5～8g을 1회분 기준으로 달여서 1일 2～3회씩 5～6일 복용한다.
- 발한(發汗) : 뿌리 6～8g을 1회분 기준으로 달여서 2～3회 복용한다.
- 습진 : 뿌리를 달여서 그 물로 3회 이상 환부를 닦는다.
- 어혈 : 뿌리를 달여서 그 물로 환부를 자주 씻어준다.

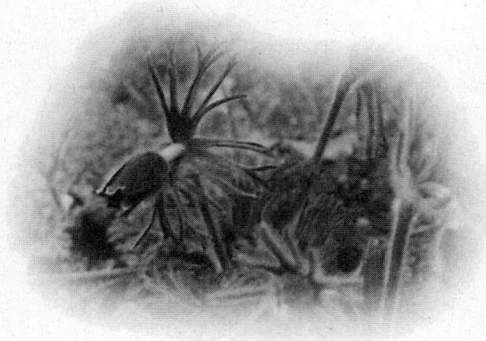

■ 월경 이상 : 뿌리 6~8g을 1회분 기준으로 달여서 1일 2회씩 4~5일 복용한다.

■ 타박상 : 뿌리를 달여서 그 물로 10회 정도 환부를 씻는다.

■ 해열 : 뿌리 6~8g을 1회분 기준으로 달이거나 환제 또는 산제로 하여 4~5일 복용한다.

■ 혈변 : 뿌리 6~8g을 1회분 기준으로 달이거나 환제 또는 산제로 하여 4~5회 복용한다.

향기가 진하고 혈증에 효험

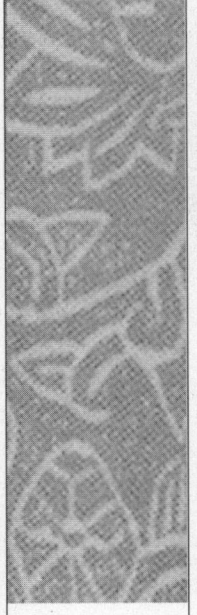

해당화

잎은 어긋나며 7~9개의 작은 잎으로 구성되어 있다. 작은 잎은 두껍고 표면에 주름살이 많고 광택이 있다. 5~7월에 짙은 홍색 또는 홍자색의 꽃이 가지 끝에 1~3개 달리는데 향기가 진하다. 8~9월에 둥근 열매가 붉게 익는다. 약으로 쓸 때는 탕으로 하거나 고제로 하여 쓰고 술을 담가서도 사용한다. 주로 운동계, 부인과 질환 등을 다스리며 혈증에 효험이 있다.

- 관절염 : 꽃 4~6g 또는 뿌리 6~8g을 1회분 기준으로 달여서 1일 2~3회씩 10일 정도 복용한다. 술로 담가서도 복용한다.
- 대하증 : 꽃 4~6g을 1회분 기준으로 달여서 1일 2~3회씩 3~4일 복용한다. 뿌리는 술로 담가서 복용한다.
- 복통 : 뿌리 6~8g을 1회분 기준으로 달여서 1일 2~3회씩 1주일 정도 복용한다.
- 설사 : 꽃 4~6g 또는 뿌리 6~8g을 1회분 기준으로 달여서 2~3회 복용한다.
- 월경 이상 : 꽃 5~6g 또는 뿌리 6~8g을 1회분 기준으로 달여서 1일 2~3회씩 4~5일 복용한다. 술로 담가서도 복용한다.

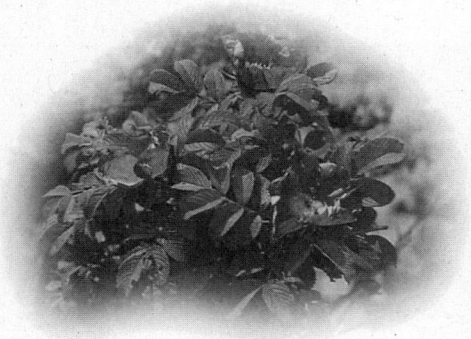

■ 치통 : 꽃 또는 뿌리 6~8g을 1회분 기준으로 달여서 3~4회 복용하면서 그 물을 입에 담고 있는다.

■ 타박상 : 뿌리 6~8g을 1회분 기준으로 달여서 5~6회 복용한다. 술로 담가서도 복용한다.

꽃 한가운데에 빽빽이 열매

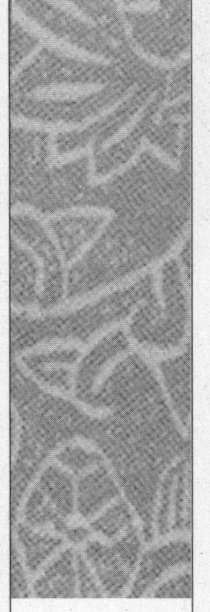

해바라기

　잎은 어긋나며 크고 잎자루가 길다. 심장 모양의 계란형 또는 넓은 계란형으로 끝이 뾰족하며 가장자리에 거칠고 큰 톱니가 있다. 8~9월에 선황색의 큰 꽃이 줄기나 가지 끝에 옆을 향하여 핀다. 10월에 열매가 꽃 한가운데에 빽빽이 박혀 회백색 또는 검은색으로 영그는데 대개 백색 또는 회색 바탕에 검은 세로줄이 많다. 약으로 쓸 때는 주로 탕으로 하여 사용한다. 뿌리는 썰어서 쓰고 씨앗은 볶아서 사용한다. 주로 비뇨기과, 순환계, 호흡기 질환 등을 다스린다.

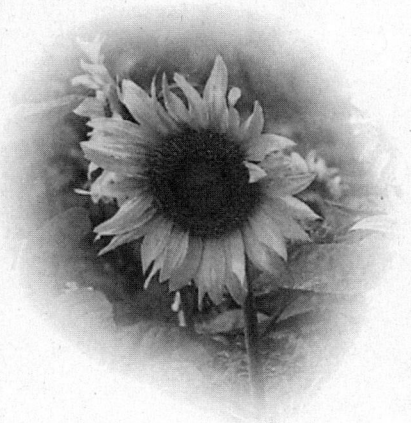

■ 강장 보호 : 씨 25~30g을 1회분 기준으로 달이거나 생식으로 1일 2~3회씩 10일 이상 복용한다.

■ 류머티즘 : 꽃 7~8g을 1회분 기준으로 달여서 1일 2~3회씩 1주일 정도 복용한다.

■ 백일해 : 씨 25~30g을 1회분 기준으로 달여서 1일 2~3회씩 1주일 정도 복용한다.

■ 신장 결석 : 꽃 7~8g 또는 씨 25~30g을 1회분 기준으로 달여서 1일 2~3회씩 1주일 이상 복용한다.

■ 신장병 : 뿌리 5~6g을 1회분 기준으로 달여서 1일 2~3회씩 1주일 이상 복용한다.

■ 해열 : 꽃 7~8g 또는 씨 25~30g을 1회분 기준으로 달여서 4~5회 복용한다.

둥근 열매가 콩알만하게

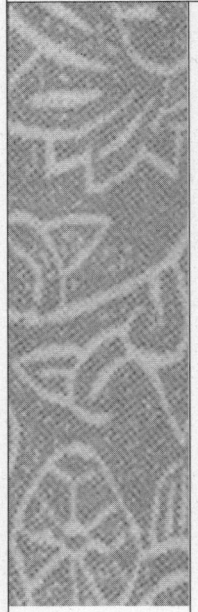

향나무

    비늘잎은 묵은 가지에, 바늘잎은 새 가지에 난다. 바늘잎은 돌려나거나 마주나며 4~6줄로 배열되고 3줄의 흰 선이 있다. 비늘잎은 마름모꼴인데 끝이 둥글고 가장자리가 흰색이다. 꽃은 4~5월에 피는데 수꽃은 타원형이고 연한 자갈색이며 암꽃은 둥글고 겉에 4개의 황록색 비늘조각이 있다. 이듬해 10월에 둥근 열매가 콩알만하게 홍자색으로 영근다. 관상용, 공업용, 약용으로 이용된다. 약으로 쓸 때는 주로 탕으로 하여 사용한다. 운동계, 순환계 질환 등을 다스린다.

- 감기 : 열매 또는 뿌리 10~15g을 1회분 기준으로 달여서 1일 2~3회씩 2~3일 복용한다.
- 고혈압 : 열매 또는 뿌리 10~15g을 1회분 기준으로 달여서 1일 2~3회씩 1주일 이상 복용한다.
- 관절염 : 열매 또는 뿌리 10~15g을 1회분 기준으로 달여서 1일 2~3회씩 1주일 정도 복용한다.
- 두드러기 : 뿌리 또는 열매 10~15g을 1회분 기준으로 달여서 3~4회 복용한다.
- 습진 : 온포기를 달여서 그 물로 5회 이상 환부를 닦는다.

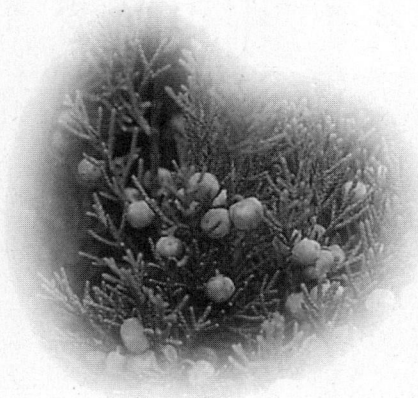

■ 출혈 : 열매 또는 뿌리 12~15g을 1회분 기준으로 달여서 1일 2~3회씩 3~4일
복용한다.

■ 토사곽란 : 열매 또는 뿌리 12~15g을 1회분 기준으로 달여서 3~4회 복용한다.

■ 풍 : 열매 또는 뿌리 12~15g을 1회분 기준으로 달여서 1일 2~3회씩 1주일 정도
복용한다.

■ 혈액 순환 : 열매 또는 뿌리 12~15g을 1회분 기준으로 달여서 1일 2~3회씩 1주일
정도 복용한다.

껍질을 벗긴 알맹이를 탕으로

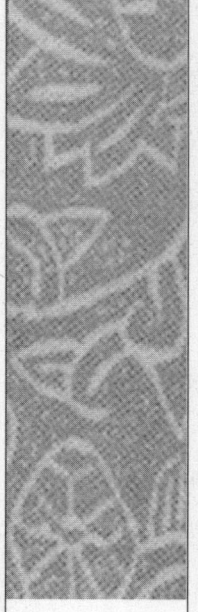

호두나무

잎은 어긋나는데 작은 잎은 3~7개로 타원형이고 윗부분의 것일수록 크다. 가장자리는 밋밋하거나 뚜렷하지 않은 톱니가 있으며 끝이 뾰족하다. 꽃은 4~5월에 피는데 수꽃이삭은 잎겨드랑이에서 길게 늘어지며 암꽃이삭은 1~3개의 암꽃으로 구성되어 가지 끝에 핀다. 9~10월에 구형 또는 넓은 계란형의 열매가 영근다. 약으로 쓸 때는 호두 껍질을 벗긴 알맹이를 탕으로 하여 사용한다. 주로 호흡기, 피부과 질환 등을 다스리며 건강생활에도 이용된다.

- 강장 보호 : 씨껍질을 벗긴 호두 알맹이 20~30g을 1회분 기준으로 달여서 1일 2~3회씩 10일 이상 복용한다.
- 강정제 : 씨껍질을 벗긴 호두 알맹이 15~20g을 1회분 기준으로 달이거나 생식으로 1일 2~3회씩 10일 이상 복용한다.
- 구토 : 씨껍질을 벗긴 호두 알맹이 20~25g을 1회분 기준으로 달여서 4~5회 복용한다.
- 기침 : 씨껍질을 벗긴 알맹이 20~25g을 1회분 기준으로 달여서 1일 2~3회씩 4~5일 복용한다.
- 동상 : 씨껍질을 벗긴 알맹이를 충분히 삶아서 그 물에 5~6회 환

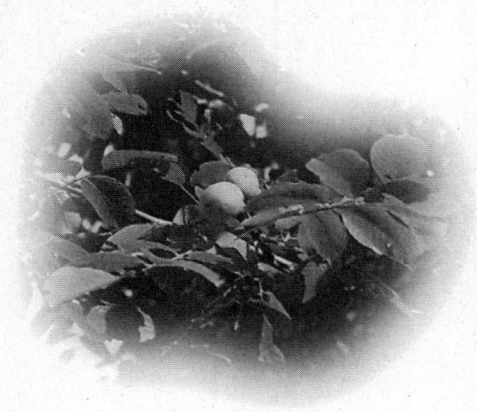

부를 담근다.

■ 백일해 : 씨껍질을 벗긴 알맹이 20~25g을 1회분 기준으로 달여서 1일 2~3회씩 4~5일 복용한다.

■ 변비 : 씨껍질을 벗긴 알맹이 20~25g을 1회분 기준으로 달여서 1일 2~3회씩 1주일 이상 복용한다.

■ 요통 : 씨껍질을 벗긴 호두 알맹이 15~25g을 1회분 기준으로 달여서 1일 2~3회씩 10일 정도 복용한다.

열매는 처음에는 꽃을 이고

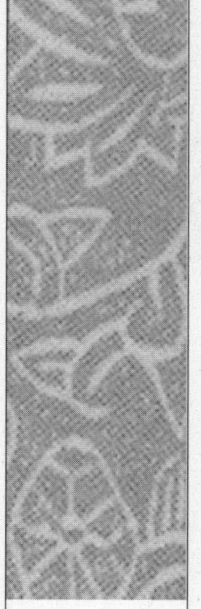

호박

　잎은 넓은 심장형이며 가장자리가 손바닥 모양으로 얕게 5개로 갈라진다. 잎맥을 따라 흰 반점이 있는 것이 많다. 꽃은 6~9월에 짙은 황색으로 달리는데 수꽃과 암꽃이 있으며 대개 이른 아침에 핀다. 열매는 처음에는 꽃을 이고 계란만하게 녹색으로 달렸다가 구형 또는 긴 타원형으로 부풀어 엷은 황색으로 익는다. 씨앗은 타원형이고 두꺼우며 회백색인데 마르면 흰색이 된다. 식용, 약용으로 이용된다. 약으로 쓸 때는 푹 삶거나 쪄서 사용한다. 주로 부인과, 이비인후과, 순환계 질환 등을 다스린다.

- 각혈 : 늙은 호박을 푹 삶아서 1일 2회씩 4~5회 양껏 복용한다.
- 간경변증 : 늙은 호박을 삶아서 믹서에 갈아 1일 2~3회씩 1주일 정도 양껏 복용한다.
- 강장 보호 : 늙은 호박을 쪄서 될 수 있는 대로 많이 먹는다. 장복하면 좋다.
- 구창(口瘡) : 볶은 씨 20g을 1회분 기준으로 껍질째 씹어먹거나 산제로 하여 1일 4~5회씩 4~5일 복용한다.
- 기침 : 볶은 씨 20g을 1회분 기준으로 껍질째 씹어먹거나 산제로 하여 1일 4~5회씩 4~5일 복용한다.

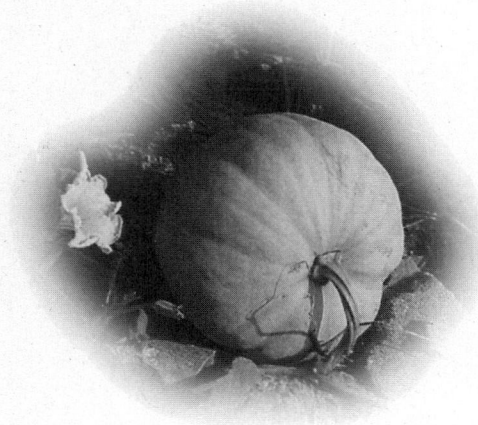

- 뇌졸중 : 늙은 호박을 푹 삶아서 1일 2~3회씩 4~5일 양껏 먹는다.
- 당뇨 : 볶은 씨 25~30g을 1회분 기준으로 껍질째 씹어먹거나 산제로 하여 1일 4~5회씩 4~5일 복용한다.
- 불임증 : 평소에 호박나물을 자주 양껏 먹는다. 또는 늙은 호박을 쪄서 매일같이 양껏 장복한다.
- 빈혈 : 평소 호박나물을 많이 먹는다. 늙은 호박 1~2개를 삶아서 속에 고인 물과 함께 양껏 먹는다.
- 신장병 : 늙은 호박을 삶아서 1일 2~3회씩 1주일 이상 호박 속에 고인 물과 함께 양껏 먹는다.
- 야뇨 : 씨 40~50g을 1회분 기준으로 달여서 4~5회 복용한다.
- 위암 : 씨를 말려 가루내어 20~25g을 1회분 기준으로 1일 2~3회씩 10일 이상 물에 타서 공복에 복용한다.
- 저혈압 : 씨 25~35g을 1회분 기준으로 달여서 1일 2~3회씩 10일 이상 복용한다.
- 촌충 : 볶은 씨 20g을 1회분 기준으로 껍질째 씹어먹거나 산제로 하여 1일 4~5회씩 4~5일 복용한다.
- 편도선염 : 늙은 호박을 통째로 삶아서 1일 2~3회씩 3~4일 호박 속에 고인 물과 함께 많이 먹는다.
- 홍역 : 늙은 호박을 통째로 삶아서 1일 2~3회씩 1주일 정도 호박 속에 고인 물과 함께 양껏 먹는다.
- 회충 : 볶은 씨 20g을 1회분 기준으로 껍질째 씹어먹거나 산제로 하여 1일 4~5회씩 4~5일 복용한다.